W. Buskies/W.-U. Boeckh-Behrens

Gesundheitsorientiertes Fitnesstraining

Band 2

- Ausdauertraining
- Ernährung
- Entspannung

Zu den Autoren

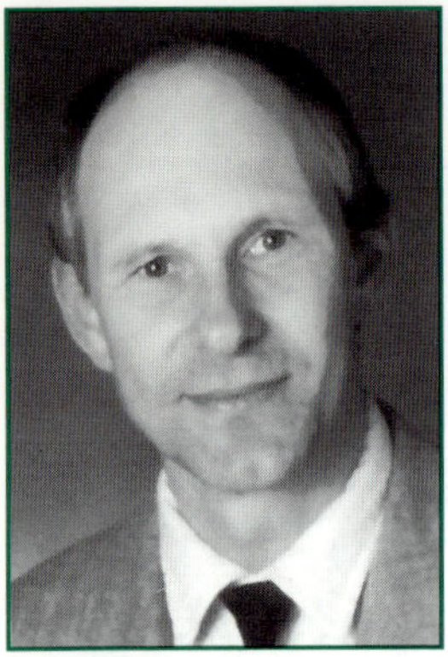

Dr. habil. Wolfgang Buskies, Jahrgang 1956, studierte Sport an der Deutschen Sporthochschule Köln und Biologie an der Universität Köln. Im Anschluß an sein Studium und eine einjährige krankengymnastische Ausbildung promovierte er 1987 an der Deutschen Sporthochschule Köln mit den Fächern Sportmedizin und Trainings- und Bewegungslehre. Seit 1987 ist er Dozent am Institut für Sportwissenschaft der Universität Bayreuth mit den Arbeitsschwerpunkten Gesundheit, Fitness sowie Trainings- und Bewegungslehre. 1998 erfolgte die Habilitation in Sportwissenschaft an der Universität Bayreuth. Er ist Verfasser zahlreicher Publikationen zu sportmedizinischen und trainingswissenschaftlichen Fragestellungen.

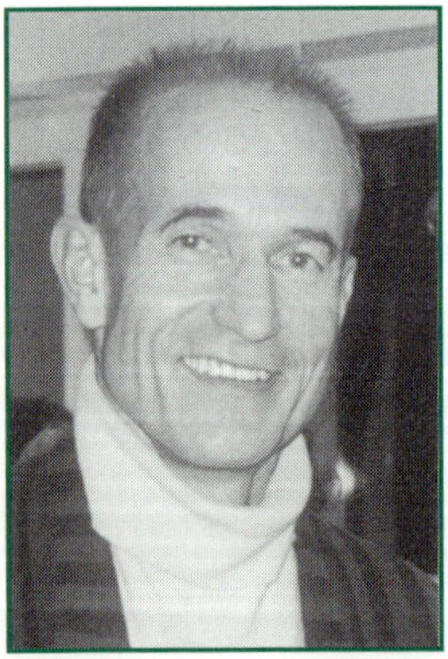

Wend-Uwe Boeckh-Behrens, Jahrgang 1943, studierte die Fächer Sport und Romanistik an den Universitäten Würzburg und Besançon. Im Rahmen seiner beruflichen Tätigkeit als Dozent an den Universitäten Würzburg (seit 1972) und Bayreuth (seit 1975) beschäftigt er sich unter anderem schwerpunktmäßig mit Fragen der Trainingslehre, Gesundheit und Fitness. Am Institut für Sportwissenschaft an der Universität Bayreuth baute er die Ausbildung Gesundheit und Fitness und den European Master in Health and Fitness auf. Seine zahlreichen Publikationen zu diesem Thema sind gekennzeichnet durch die gelungene didaktische Umsetzung der Theorie in die Praxis. Dabei kann er aus seiner langjährigenpersönlichen Erfahrung als Leistungs- und Fitness-Sportler schöpfen.

Inhalt

Vorwort

Die zunehmende Sensibilisierung weiter Teile der Bevölkerung für Fragen der Umwelt, der Ernährung und der Gesundheit zeugt von einem wachsenden Ökologie- und Gesundheitsbewußtsein. Damit einher geht die Erkenntnis, daß nur das selbständige, aktive Beeinflussen der Ursachen der Umwelt- und Gesundheitsgefährdung erfolgversprechend ist und nicht das halbherzige Herumdoktern an den Symptomen.

Die drei Bände "Gesundheitsorientiertes Fitnesstraining" decken den komplexen Bereich von Gesundheit und Fitness in umfassender Weise ab und bieten Ihnen Hintergrundwissen, praxisnahe Informationen und konkrete Anleitung.

Band 1	**Band 2**	**Band 3**
Fitnessgrundlagen	Ausdauertraining	Rückentraining
Krafttraining	Ernährung	Knietraining
Beweglichkeitstraining	Entspannung	Alterssport

Die Bücher setzen den neuesten Stand der Fitnessforschung in allgemein verständliche praktische Trainings- und Lebenshilfe um und haben das Ziel, auch Sie zu einem lebenslangen gesundheits- und fitnessorientierten Lebensstil zu motivieren.

Das "gesundheitsorientierte Fitnesstraining" spricht den noch unentschlossenen Neueinsteiger ebenso an wie den routinierten, erfahrenen Fitnessfan, die Breiten- und Leistungssportler aller Disziplinen, Fitnesstrainer, Übungsleiter, Sportlehrer sowie Studenten und Dozenten. Es ist gleichermaßen geeignet für Trainierende in Fitnessanlagen, Vereinen, Schulen und Universitäten sowie für alle Interessierte, die ihr Training selbständig organisieren.

Das vorliegende Buch in drei Bänden wurde angeregt und unterstützt von der Arzneimittelfirma Dr. Loges + Co. GmbH. Dieses Unternehmen ist auf Naturstoffpräparate spezialisiert und bietet mit seinem *Dr. Loges sportsCARE*-Programm sportlich aktiven Menschen Präparate an, die sowohl der Gesunderhaltung und Leistungsstabilisierung dienen als auch der Vorbeugung und Behandlung von Sportverletzungen. Wir verweisen gern auf die Informationsseite am Ende dieses Bandes. Mit der dort eingehefteten Servicekarte können Unterlagen angefordert werden, auch über wissenschaftliches Trainings- und Ernährungsknow-how.

Teil I:

Ausdauertraining

1. Ausdauertraining

Durch ein geeignetes regelmäßiges körperliches Training gelingt es Ihnen, "20 Jahre lang 40 Jahre alt" zu bleiben (vgl. HOLLMANN/HETTINGER 1990). Ausdauertraining ist dabei unumstritten der wichtigste Faktor. Es verbessert nicht nur Ihre Leistungsfähigkeit und Ihr Wohlbefinden, sondern spielt auch in der Vorbeugung von degenerativen Herz-Kreislauferkrankungen und bei der Stärkung des Immunsystems eine entscheidende Rolle. Durch ein adäquates körperliches Training bleiben Sie lebenslang funktionell jünger als es Ihrem chronologischen Alter gemäß dem Geburtsschein entspricht.

In der westlichen Welt liegen die Krankheiten des Herz-Kreislaufsystems und die Tumorerkrankungen an erster Stelle in der Todesstatistik. Als wichtigster Faktor für die Entstehung von Herz-Kreislauferkrankungen und somit auch für den Herzinfarkt gilt die Arteriosklerose. Hierunter wird ein Elastizitätsverlust der Blutgefäße und eine Verkleinerung des Gefäßdurchmessers infolge von Ablagerungen (z. B. Cholesterin) in der Gefäßwand verstanden. Ausgeprägte arteriosklerotische Veränderungen führen z. B. im Bereich der den Herzmuskel versorgenden Herzkranzgefäße zur koronaren Herzkrankheit oder im Gehirn im Extremfall zum Gehirnschlag. Viele wissenschaftliche Untersuchungen belegen, daß bedeutende Risikofaktoren für die Entstehung von Arteriosklerose, wie z. B. ein erhöhter Blutfettspiegel, Bluthochdruck, körperliche Inaktivität und Streß, durch ein richtig dosiertes Ausdauertraining abgeschwächt oder beseitigt werden können. Ausdauertraining ist also eine hervorragende Möglichkeit, bereits bestehende Risikofaktoren zu bekämpfen und präventiv Herz und Kreislauf optimal zu stärken.

Ausdauertraining besitzt aber nicht nur im Bereich der gesundheitsorientierten Fitness eine herausragende Bedeutung, sondern stellt darüber hinaus auch eine Basisfähigkeit für die meisten Sportarten dar. Da durch ein Training der Ausdauer nicht nur die Ausdauerleistungsfähigkeit gesteigert, sondern auch die Fähigkeit zur schnelleren Regeneration nach körperlicher Belastung verbessert werden, gilt dies nicht nur für ausdauerbetonte Sportarten wie Langlauf, Radfahren, Rudern etc., sondern auch für solche, in denen Schnelligkeit, Schnellkraft oder Maximalkraft dominieren, wie z. B. Tennis, Fußball, Basketball und Badminton. Ein Tennisspieler, der eine gute Ausdauer besitzt, erholt sich zwischen den einzelnen Ballwechseln schneller. Dies führt dazu, daß er eine höhere Trainings- und Wettkampfbelastung (z. B. ein mehrstündiges Spiel) toleriert, und daß seine Konzentrationsfähigkeit und somit seine Schlagpräzision länger aufrechterhalten wird, da die Ermüdung erst später eintritt.

1.1 Positive Auswirkungen eines regelmäßigen Ausdauertrainings

Herz	• Absinken von Ruhepuls und Belastungspuls • Vergrößertes maximales Schlag- und Herzminutenvolumen • Vergrößerung von Herzmuskel und Herzkammern (nur bei langjährigem umfangreichen Training) • Verbesserte Durchblutung des Herzmuskels • Vergrößerung der maximalen Sauerstoffaufnahmefähigkeit und des maximalen Sauerstoffpulses • Ökonomisierung der Herzarbeit und geringere Herzbelastung
Gefäßsystem und Blut	• Geringeres Risiko von Arteriosklerose • Abnahme des Blutfettspiegels und Vergrößerung des positiven HDL-Anteils • Geringere Streßhormonausschüttung • Bessere Versorgung der Organe und der Muskulatur mit Sauerstoff und Nährstoffen • Bessere Fließeigenschaften • Geringere Thromboseneigung • Vergrößerte Blutmenge und vermehrter Hämoglobingehalt
Lunge/Atmung	• Vergrößerung des maximalen Atemminutenvolumens • Verbesserung der Atemökonomie für vergleichbare Belastungen
Risikofaktoren	• Vorbeugung von Herz-Kreislauferkrankungen und Abschwächung bzw. Beseitigung von Risikofaktoren wie z. B. Bluthochdruck, Diabetes mellitus, Übergewicht, erhöhte Blutfettwerte, erhöhter Harnsäurespiegel und Bewegungsmangel
Osteoporose	• Vermutlich vorbeugende Wirkung

Muskulatur	• Verbesserte Durchblutung • Verbesserte Sauerstoffaufnahme, -speicherung, -verarbeitung
Immunsystem	• Stärkung des Immunsystems • Vorbeugende Wirkung gegen Tumorerkrankungen
Leistung	• Verbesserte Ausdauerleistungsfähigkeit und gesteigerte Leistungsfähigkeit im Beruf, im Alltag und in der Freizeit
Regeneration	• Beschleunigte Erholung, verbesserte Regenerationsfähigkeit
Körperformung	• Zusätzlicher Energieverbrauch, Fettabnahme, Körpergewichtsreduktion bei Übergewichtigen im Zusammenhang mit einer qualitativen und/oder quantitativen Ernährungsumstellung
Psyche	• Verbesserung des Wohlbefindens, Abbau von Streß, Anspannung und Ängsten, Entwicklung von Körperbewußtsein, Verbesserung der Körperwahrnehmung, Steigerung des Selbstbewußtseins

Tab.1: Positive Effekte eines regelmäßigen Ausdauertrainings.

Folgendes Beispiel kann insbesondere die Ökonomisierung der Herzarbeit veranschaulichen: Wenn es Ihnen gelingt, die Ruhepulsfrequenz als Folge der Anpassung an ein Ausdauertraining um 10 Schläge/min zu senken, also z. B. von 75 auf 65 Schläge/min, so reduziert sich die Herzarbeit pro Stunde um 600, pro Tag um 14.400 und pro Jahr um 5.256.000 Schläge. Hiervon muß man die vermehrte Herzaktivität während des Ausdauertrainings abziehen, was z. B. 3 x pro Woche über 30 Minuten mit einer Herzfrequenz von ca. 150 Schlägen/min stattgefunden hat. Der Mehraufwand für das Herz würde dabei ca. 350.000 Schläge ausmachen. Insgesamt aber muß das Herz knapp 5 Millionen mal pro Jahr weniger schlagen.

1.2 Ausdauertests

1.2.1 Bedeutung von Ausdauertests

Tests bzw. Leistungskontrollen können zu folgenden Zwecken genutzt werden:

1. Beurteilung der allgemeinen Leistungsfähigkeit
2. Ableitung von Trainingsempfehlungen
3. Überprüfung von Trainingseffekten und Feststellung von Trainingsmangeleffekten
4. Motivationssteigerung
5. Gesundheitscheck: Aufdeckung von Krankheitssymptomen, die erst unter Belastung sichtbar werden bzw. Beurteilung von Symptomen, die in Ruhe vorhanden sind, unter Belastung jedoch verschwinden. Für die Durchführung eines Gesundheitschecks ist die Erstellung eines Belastungselektrokardiogramms unter ärztlicher Kontrolle notwendig.

Eine Beurteilung der allgemeinen Leistungsfähigkeit im Vergleich z. B. zur Durchschnittsbevölkerung kann nur auf der Basis von Vergleichswerten (Normwerten) erfolgen, die an einer großen Anzahl vergleichbarer Personen bei demselben Test ermittelt wurden. Bei vielen Ausdauertests liegen jedoch keine gesicherten Normen vor, so daß die Bewertung der Testergebnisse mit Vorbehalt zu betrachten ist. Auch eine Ableitung von Trainingsempfehlungen ist nur eingeschränkt möglich, da viele Tests, die ohne ärztliche Kontrolle erfolgen, aus Sicherheitsgründen nicht bis zur Ausbelastung durchgeführt werden, was den Aussagewert einschränkt. Zudem wird meistens auf die Bestimmung von Blutlaktatwerten (vgl. Kap. 1.4) verzichtet, obwohl diese bei Empfehlungen für die Durchführung eines Ausdauertrainings einen großen Stellenwert besitzt. Sehr gut bieten sich hingegen Tests ohne Ausbelastung und ohne Laktatbestimmung zur Kontrolle von Trainingseffekten nach einer Trainingsperiode an. Hiermit kann die Effektivität eines Trainingsprogramms überprüft werden, wobei die Demonstration der gesteigerten Leistungsfähigkeit häufig einen Motivationsschub verleiht; dieses Erfolgserlebnis animiert zu einer Fortsetzung des Ausdauertrainings.

1.2.2 Kontraindikationen und Abbruchkriterien

Um eine Gefährdung der Gesundheit auszuschließen, müssen folgende Kriterien, die gegen die Durchführung eines Tests sprechen (Kontraindikationen) bzw. zum Testabbruch führen sollten (Abbruchkriterien), berücksichtigt werden:

Kontraindikationen

- Organische Schäden z. B. an Herz, Lunge etc.
- Akute und chronische Erkrankungen der Atemwege
- Zuckerkrankheit (Diabetes mellitus)
- Starker Bluthochdruck (Hypertonie)
- Fieberhafte Erkrankungen
- Entzündungen, z. B. Mandelentzündung oder eitrige Zahnentzündung
- Akute Erkrankungen
- Infektionskrankheiten
- Subjektives Unwohlsein

(Wenn Sie sichergehen wollen, lassen Sie sich nach Abklingen der Beschwerden/Erkrankungen vom Arzt grünes Licht geben.)

Abbruchkriterien

- Subjektive Beschwerden wie z. B. akute Atemnot, Schmerzen oder Engegefühl im Brustbereich, Übelkeit, Schwindel, Erschöpfung, Schmerzen, orthopädische Probleme.
- Überschreiten von ärztlich festgelegten Pulsobergrenzen.
- Auftreten abnormer Blutdruckreaktionen - sofern eine Registrierung vorgenommen wird - wie z. B. Blutdruckabfall unter Belastung, fehlender Blutdruckanstieg, abnorm starker Blutdruckanstieg.

1.2.3 Testgeräte

Es gibt die verschiedensten Ausdauertrainingsgeräte, und theoretisch ist an jedem Gerät ein Test möglich. Als universelles Testgerät bietet sich das Fahrradergometer an, dem folgende Vorteile zuzuordnen sind:

- Die Belastung ist meistens exakt dosierbar und reproduzierbar.
- Die Belastung ist auch im niedrigen Belastungsbereich gut dosierbar. Dies ist wichtig für ältere und leistungsschwächere Personen.
- Es treten keine Koordinationsprobleme auf, und es besteht keine Sturzgefahr.
- Die Gefahr der Fehlbelastung ist gering. Fahrradfahren ist eine gelenkschonende Aktivität, die auch für übergewichtige Menschen oder Personen mit Gelenkbeschwerden gut geeignet ist.
- Das Fahrrad eignet sich für alle Personengruppen unabhängig vom Geschlecht, Alter und Leistungszustand.
- Die Messung von Blutdruck, Herzfrequenz und Laktat ist problemlos möglich.

Tests können beispielsweise auch auf dem Stepper oder am Ruderergometer durchgeführt werden, sofern später schwerpunktmäßig an diesen Geräten trainiert werden soll. Das Laufband weist als Testgerät im Fitnessbereich einige Probleme auf. Die Gründe hierfür liegen in der Sturzgefahr, der Notwendigkeit der Installation einer Sicherheitsleine, in Koordinationsproblemen bei ungeübten Läufern, in der Vergleichbarkeit der Belastung, z. B. bei Veränderungen des Körpergewichts zwischen Eingangstest und Retest, und in fehlenden Belastungsdosierungsmöglichkeiten im niedrigen Intensitätsbereich, weil das eigene Körpergewicht immer getragen werden muß.

1.2.4 Durchführung von Tests

Für die Durchführung von Tests z. B. im Fitnessstudio bieten sich prinzipiell zwei Möglichkeiten an:

1. Der Trainierende greift auf einen bereits in einem Fitnessgerät installierten Test zurück. Viele Gerätehersteller haben entsprechende Testmöglichkeiten in der Software ihrer Geräte vorgesehen. Bei der Vielzahl von verschiedenen Geräten und Testmöglichkeiten ist eine detaillierte Bewertung dieser Tests hier nicht möglich. Häufig sind jedoch die dem Test zugrunde liegenden Kriterien unzureichend und gesicherte Normwerte fehlen. Dennoch können diese Tests

sinnvoll sein, um z. B. Trainingsfortschritte durch einen identischen Retest nach einer Trainingsphase zu dokumentieren.

2. Es wird ein wissenschaftlich erprobter Test durchgeführt. Hier bietet sich ein PWC - Test (Physical work capacity) entsprechend den Vorgaben der Weltgesundheitsorganisation (WHO) an.

Der PWC - Test

Beim PWC - Test handelt es sich um einen submaximalen Stufentest, der bei einer Herzfrequenz von 130 (PWC 130), 150 (PWC 150) oder 170 (PWC 170) Schlägen pro Minute abgebrochen wird. Je nach Gerät kann beim Stufentest die Wattzahl oder die Belastungsstufe erhöht werden. Beim Stufentest mit Wattbelastungen wird entsprechend dem WHO - Test die Belastung beginnend mit einer Eingangsstufe von 25 Watt alle zwei Minuten um 25 Watt bis zum Erreichen der Pulsfrequenz von 130, 150 oder 170 Schlägen/min gesteigert. Um die Gesamttestdauer in einem akzeptablen Rahmen zu halten, können besser Trainierte und Leistungssportler auch bei 50 Watt beginnen und Steigerungsstufen von 50 Watt wählen. Die PWC ist altersunabhängig, da für eine gegebene submaximale Belastungsintensität die Herzfrequenz nicht wesentlich vom Alter beeinflußt wird (vgl. KINDERMANN 1987). Als Meßgrößen werden kontinuierlich am Ende jeder Belastungsstufe die Herzfrequenz und das subjektive Belastungsempfinden bestimmt. Der PWC 130 kann bei Personen ab dem 40. Lebensjahr empfohlen werden. Jüngere Menschen können einen PWC 150 - Test bzw. Sportler auch einen PWC 170 - Test durchführen.

1.2.5 Retest und Testbewertung

Retests dienen der Trainingskontrolle und der erneuten Bestimmung der Leistungsfähigkeit nach einer Trainingsphase oder längeren Trainingsunterbrechung. Um eine Vergleichbarkeit zwischen Eingangs- und Retest zu gewährleisten, sollten folgende Faktoren erfüllt sein:

- Benutzung desselben Ergometers bei gleicher Einstellung, z. B. Sattelhöhe
- Identisches Testverfahren: Eingangsstufe, Stufendauer, Stufensteigerung, Drehzahl

• Möglichst gleiche Tageszeit und Temperatur.

Grundsätzlich sollten Tests weder nüchtern noch nach reichhaltiger Mahlzeit durchgeführt werden. Auch vorangegangene Belastungen wie z. B. Krafttraining, Aerobic - Kurs oder 10 km Anfahrt mit dem Fahrrad verfälschen die Testergebnisse.

Beim PWC - Test kommen folgende Bewertungsmöglichkeiten in Betracht:

1. Einschätzung der allgemeinen Ausdauerleistungsfähigkeit aufgrund von Normwerten. Dies kann getrennt für den Eingangs- und Retest erfolgen. Die beim PWC-Test erreichte Wattzahl wird durch das Körpergewicht in kg geteilt. Aus dem hieraus resultierenden Wert kann die Leistungsbeurteilung entsprechend der Tab. 2 erfolgen.

Beispiel: Ein 80 kg schwerer, 50jähriger Mann erreicht bei einem PWC 130-Test 120 Watt. Dividiert man die Wattzahl durch das Körpergewicht (120:80), so erhält man den Kennwert 1,5. Entsprechend der Tab. 2 kann die Leistungsbewertung 'befriedigend' zugeordnet werden.

	PWC 130 - Frauen	PWC 130 - Männer
sehr gut	über 2,0	über 2,5
gut	1,6 - 2,0	2,0 - 2,5
befriedigend	**1,25** - 1,6	**1,5** - 2,0
unbefriedigend	1,0 - 1,25	1,0 - 1,5
ungenügend	unter 1,0	unter 1,0

	PWC 150 - Frauen	PWC 150 - Männer
sehr gut	über 2,5	über 3,0
gut	2,0 - 2,5	2,5 - 3,0
befriedigend	**1,6** - 2,0	**2,0** - 2,5
unbefriedigend	1,25 - 1,6	1,5 - 2,0
ungenügend	unter 1,25	unter 1,5

	PWC 170 - Frauen	PWC 170 - Männer
sehr gut	über 3,0	über 3,5
gut	2,5 - 3,0	3,0 - 3,5
befriedigend	**2,0** - 2,5	**2,5** - 3,0
unbefriedigend	1,6 - 2,0	2,0 - 2,5
ungenügend	unter 1,6	unter 2,0

Tab. 2: Bewertungsskala für verschiedene PWC-Tests (Watt/kg Körpergewicht). Die fettgedruckten Werte sind in der Literatur als Normwerte beschrieben (vgl. ROST/HOLLMANN 1982).

2. Vergleich der Ergebnisse von Eingangs- und Retest und Überprüfung der Leistungsentwicklung (vgl. Testprotokoll S. 21). Folgende Vergleiche können herangezogen werden:

• Vergleich der Leistung (Watt- bzw. Belastungsstufe) bei der vorgegebenen Pulsfrequenz von 130, 150 oder 170 Schlägen pro Minute.

Hat sich die Wattstufe (oder Belastungsstufe) für die gegebene Pulsfrequenz im Retest erhöht, spricht dies für eine verbesserte Leistungsfähigkeit.

Beispiel: Schafft eine Person im Eingangstest bei einer Pulsfrequenz von 150 Schlägen/min. (PWC 150-Test) eine Leistung von 125 Watt, im Retest von 150 Watt, dann hat sich die Leistungsfähigkeit um 25 Watt verbessert.

Da die letzte Belastungsstufe beim PWC-Test meist nicht exakt z.B. mit der Pulsfrequenz 130 bzw. 150 übereinstimmt, läßt sich die zugehörige Leistung rechnerisch interpolieren (vgl. ROST/HOLLMANN 1982).

Beispiel: Ein 40jähriger Mann macht einen PWC 130-Test auf einem Fahrradergometer. Bei einer Stufe von 125 Watt erreicht er eine Pulsfrequenz von 125 Schlägen/min, bei der nächsten Stufe von 150 Watt 135 Schläge/min.

Formel zur Berechnung:

$$\mathbf{PWC\ 130 = W1+(W2\text{-}W1)x\ \frac{(P - P_1)}{(P_2 - P_1)}}$$

P = Angestrebte Pulsfrequenz - hier: 130 Schläge/min

W1 = Belastungsstufe (z.B. Wattzahl), bei der die Zielherzfrequenz (hier: 130 Schläge) gerade noch nicht erreicht wurde. Hier: 125 Watt

W2 = Belastungsstufe, bei der die Zielherzfrequenz gerade überschritten wurde. Hier: 150 Watt

P1 = Pulsfrequenz, die bei der Wattstufe W1 erreicht wurde. Hier: 125 Schläge/min

P2 = Pulsfrequenz, die bei der Wattstufe W2 erreicht wurde. Hier: 135 Schläge/min

$$\text{PWC 130} = 125+(150-125) \text{ x } \frac{(130-125)}{(135-125)}$$

$$= 125 + 25 \text{ x } \frac{5}{10} = 137{,}5$$

Für das konstruierte Beispiel liegt die bei einer Pulsfrequenz von 130 Schlägen/min (PWC 130) erreichte Leistung bei 137,5 Watt. Zur Beurteilung der Leistungsfähigkeit wird die erzielte Wattleistung durch das Körpergewicht in Kilogramm dividiert. Die Bewertungsskala in Tabelle 2 gibt Auskunft über die Einschätzung der Leistung.

• Vergleich der Pulsfrequenz auf den jeweiligen Belastungsstufen. Ist die Pulsfrequenz beim Retest auf den einzelnen Belastungsstufen geringer, so spricht dies für eine bessere Ausdauerleistungsfähigkeit (vgl. in Kap. 1.4: Herzfrequenz).

• Vergleich der subjektiven Belastungseinschätzung (vgl. in Kap. 1.4: Subjektives Belastungsempfinden) auf jeder Belastungsstufe auf einer 7stufigen Skala (1 = sehr leicht, 2 = leicht, 3 = leicht bis mittel, 4 = mittel, 5 = mittel bis schwer, 6 = schwer ,7 = sehr schwer).

Beispiel: Bewertet eine Person eine Beanspruchung von 100 Watt im Vortest als mittel belastend, im Retest hingegen als klein, dann spricht dies für eine positive Entwicklung der Leistungsfähigkeit, da die gleiche objektive Belastung, also 100 Watt, nach einer Trainingsphase vom Trainierenden aufgrund der gesteigerten Leistungsfähigkeit als geringer wahrgenommen wird. Die Belastung trifft also auf einen Organismus, der besser angepaßt ist und somit die Beanspruchung auch besser toleriert. Allerdings können bestimmte Faktoren, z.B. die Tagesform, die subjektive Bewertung beeinflussen.

1.2.6 Auswertung und Interpretation der Testprotokoll-Beispiele

Die Analyse der Ergebnisse des beispielhaften Testprotokolls (vgl. S. 21) zeigt, daß die Pulsfrequenz auf vergleichbaren Wattstufen im Retest deutlich niedriger liegt als im Eingangstest. Zudem wird bei der Pulsfrequenz von 150 Schlägen/min (PWC-Test 150) im zweiten Test eine höhere Belastungsstufe erreicht. Auch die Einschätzung der subjektiven Belastung fällt bei identischer Wattleistung geringer aus als beim Test vor der Trainingsphase. Alle Vergleichswerte belegen eine deutliche Verbesserung der Ausdauerleistungsfähigkeit.

Testprotokoll

Name:	Anschrift:	Alter:	Geschlecht:	Gewicht (kg)		
Testgerät:		Geräteeinstellung:				

Leistung		Dauer	Pulsfrequenz Schläge/min			Subjektive Belastungseinschätzung 1=sehr leicht 2=leicht 3=leicht-mittel 4=mittel 5=mittel-schwer 6=schwer 7=sehr schwer		
			Datum			Datum		
Watt	Stufe	min						
Ruhe	Ruhe							
25								
50								
75								
100								
125								
150								
175								
200								
225								
250								
275								
300								
325								
350								
375								
400								
nach Belastung		1						
nach Belastung		2						
nach Belastung		3						

Testkriterien	Datum		
Eingangsbelastung			
Stufenhöhe			
Stufendauer			
Arbeitsfrequenz (Drehzahl)			

Testbeeinflussende Faktoren	Datum		
Temperatur			
Uhrzeit			
Tagesform 1-5 sehr gut - sehr schlecht			
Bemerkungen:			

Testprotokoll

Name: Elke Wenzl	Anschrift: Marktstr. 112, 91349 Fiedlbühl	Alter: 33	Geschlecht: weiblich	Gewicht (kg): 64	64	

Testgerät: Fahrradergometer der Fa. . . . Typ . . . Geräteeinstellung: Sattelhöhe 5. Loch

Leistung		Dauer	Pulsfrequenz Schläge/min			Subjektive Belastungseinschätzung 1=sehr leicht 2=leicht 3=leicht-mittel 4=mittel 5=mittel-schwer 6=schwer 7=sehr schwer		
			Datum			Datum		
Watt	Stufe	min	9. 2. 98	14. 6. 98		9. 2. 98	14. 6. 98	
Ruhe	Ruhe		68	62				
25		2	78	70		1	1	
50		4	92	86		2	1	
75		6	113	105		2	2	
100		8	128	120		3	2	
125		10	141	132		4	3	
150		12	156	144		5	4	
175		14		152			4	
200								
225								
250								
275								
300								
325								
350								
375								
400								
nach Belastung		1	138	131				
nach Belastung		2	130	123				
nach Belastung		3	119	110				

Testkriterien	Datum		
	9. 2.	14. 6.	
Eingangsbelastung	25W	25W	
Stufenhöhe	25W	25W	
Stufendauer	2min	2min	
Arbeitsfrequenz (Drehzahl)	70–80	70–80	

Testbeeinflussende Faktoren	Datum		
	9. 2.	14. 6.	
Temperatur	22°	23°	
Uhrzeit	16:30	17:00	
Tagesform 1-5 sehr gut - sehr schlecht	3	3	

Bemerkungen:

PWC-Test 150

1.3 Warm-up / Cool-down

Die Inhalte der Aufwärmphase richten sich im wesentlichen nach der sich anschließenden Belastung. Bei den gängigen Ausdauersportarten Radfahren, Laufen, Treppensteigen am Stepper u.ä. ist eine Dehnung der beteiligten Hauptmuskelgruppen (im wesentlichen Wadenmuskulatur, Oberschenkelvorder- und -rückseite, Hüftbeugemuskulatur) sinnvoll. Wichtig ist vor allem der ruhige Einstieg in die Ausdauerbelastungen, z. B. durch langsames Einlaufen vor dem Dauerlauf über 5 bis 7 Minuten. Die Belastung wird dabei beginnend mit einem individuell sehr leichten Belastungsgefühl nach und nach gesteigert. Soll auf dem Fahrradergometer mit einer bestimmten Pulsfrequenz, z. B. 180 - Lebensalter trainiert werden, so ist es aufgrund eigener Untersuchungen sinnvoll, diese Zielherzfrequenz erst frühestens nach 7-10 Minuten Einfahrzeit zu erreichen. Wird die vorgegebene Pulsfrequenz zu schnell angestrebt, muß die Belastungsintensität schon zu Beginn sehr rasch gesteigert werden, was mit erhöhten Laktatwerten einhergeht (vgl. S. 26), da das Herz-Kreislaufsystem aufgrund der zu kurzen Anlaufzeit für die Belastung noch nicht "betriebsbereit" ist. Erreicht der Trainierende die Zielherzfrequenz beispielsweise bereits nach 3 Minuten, steigt sie bei gleichbleibender Belastungsintensität über den gewünschten Wert an. Zur Aufrechterhaltung der Zielherzfrequenz müßte dann die Belastungsintensität über die nächsten Minuten immer wieder gedrosselt werden.

Im Anschluß an die eigentliche Trainingsphase bietet sich nach einem intensiven Training ein ca. 5minütiges Ausfahren, Auslaufen etc. an (Cool-down - Phase), um u. a. einen rascheren Abbau und Abtransport von Stoffwechselprodukten zu ermöglichen und somit schneller zu regenerieren. Zur Vermeidung von Verkürzungsrückständen in der Arbeitsmuskulatur ist auch ein gezieltes Dehnprogramm als Abschluß sinnvoll (vgl. Band 1 Kap. Dehntraining).

1.4 Wie oft - wie lange - wie intensiv?

Möglichkeiten der Trainingssteuerung

Trainingsziele

Die Gestaltung eines Ausdauertrainings ist im wesentlichen abhängig von den Zielen der Trainierenden. Diese Ziele können z. B. sein:

- Erhaltung oder Verbesserung der Leistungsfähigkeit und der Fitness,
- Prävention/Abbau von Risikofaktoren,
- Rehabilitation,
- Figurformung/Gewichtsreduktion,
- Verbesserung des Wohlbefindens/Streßabbau,
- Unterhaltung/Spaß/Abwechslung,
- soziale Kontakte,
- Wettkampf.

Entsprechend den Zielen fällt sowohl das Trainingsprogramm als auch die Wahl der Ausdauersportart bzw. des Trainingsgerätes unterschiedlich aus. So wird ein Trainierender mit den vordringlichen Zielen Unterhaltung, Abwechslung, Wettkampf sicherlich eher ein Training auf Ausdauertrainingsgeräten, z. B. einem Fahrradergometer, nach dem Zufallsprogramm, Gegnerprogramm oder

Berg- und Talprogramm bevorzugen als eine Dauerbelastung mit vorgegebener Pulsfrequenz. Steht eine Gewichtsreduzierung und Figurformung im Vordergrund, ist eine längere Belastungsdauer und somit eine geringere Intensität im Training notwendig. Gleichzeitig sollte möglicherweise eine Ernährungsumstellung (Ernährungsberatung) stattfinden.

Programmgestaltung

Die besten Effekte sind bei Ausdaueraktivitäten mit Beteiligung großer Muskelgruppen wie Laufen, Radfahren, Schwimmen, Skilanglauf, Walking oder (Berg-) Wandern zu erreichen. Auch ein Training an Ausdauergeräten, z. B. Stepper oder Rudererergometer, sowie verschiedene Formen der Aerobic führen zu positiven Anpassungserscheinungen. Der Dauerlauf gewährleistet unter den Ausdauersportarten bei einem Minimum an Belastungs- und Zeitaufwand ein Optimum an gesundheitlich wünschenswerten Adaptationen. Es treten in bezug zur Sauerstoffaufnahme einerseits die geringsten Übersäuerungen (Laktatwerte) auf, andererseits erhöht sich hier während der Belastung der systolische Blutdruck nur sehr gering (vgl. HOLLMANN et al. 1983). Stark Übergewichtige bzw. Personen mit orthopädischen Problemen, z. B. im Bereich der Hüft- und Kniegelenke, sollten jedoch eher eine Belastungsform wählen, bei der das Körpergewicht den Bewegungsapparat nicht belastet und wie beim Fahrradfahren vom Trainingsgerät bzw. beim Schwimmen vom Wasser getragen wird. Je nach Trainingsziel und -zustand sowie Motivation sind kontinuierliche Beanspruchungen mit gleichbleibender Belastungsintensität oder intervallartige Belastungen möglich, in denen Phasen etwas höherer Intensität mit Phasen niedriger Intensität abwechseln (z. B. in Fahrradergometer eingebaute Zufallsprogramme, Berg-Tal- oder Gegnerprogramme).

Als motivierend hat sich bei längeren Belastungsphasen, z. B. im Fitnessstudio, eine Kombination von verschiedenen aeroben Trainingsgeräten erwiesen, z. B. ein Ausdauercircuit mit jeweils 15 Minuten Fahrrad-, Stepper- und Rudertraining. Auch bei verschiedenen Trainingseinheiten hat ein Wechsel der Belastungsform - z.B. Laufen, Radfahren, Schwimmen - den Vorteil, daß die großen Muskelgruppen des Körpers in unterschiedlicher Weise angesprochen werden.

Beim gesundheitsorientierten Ausdauertraining kann man zwischen Minimal- und Optimalprogrammen unterscheiden.

Minimalprogramm

Unter einem Minimalprogramm verstehen wir ein Training, das mindestens durchgeführt werden muß, um nennenswerte gesundheitlich positive Effekte zu erzielen. Es ist durch folgende Merkmale charakterisiert:

- Dynamische Ausdauerbelastung unter Beteiligung großer Muskelgruppen wie z. B. Laufen, Radfahren etc.
- Mindestdauer pro Woche insgesamt ca. 60 Minuten, Kalorienmehrverbrauch pro Woche mindestens 500 - 1000 kcal. Es ist besser, dreimal pro Woche 20 Minuten (z. B. montags, mittwochs, freitags) als einmal pro Woche 60 Minuten zu trainieren, da sonst die Pause zur nächsten Trainingseinheit mit sieben Tagen sehr groß ist.
- Untrainierte steigern ihre Leistungsfähigkeit anfangs auch bei einem geringeren Belastungsumfang, erreichen aber nach einigen Wochen ein Leistungsplateau, auf dem sich ohne Erhöhung des Trainingsumfangs keine weiteren Anpassungserscheinungen erzielen lassen.

Optimalprogramm

Das Optimalprogramm kann nur individuell definiert werden - wird aber bei einer wöchentlichen Belastung angenommen, von der ab ein weiter gesteigerter Trainingsaufwand nicht mehr im Verhältnis zur dann noch möglichen Verbesserung der Gesundheitseffekte steht. Folgende Kriterien müssen gegeben sein:

- Dynamische Ausdauerbeanspruchung unter Beteiligung großer Muskelgruppen, z. B. Laufen, Radfahren etc.
- Dauer pro Woche insgesamt ca. 3 - 5 Stunden.
- 4-5 Trainingseinheiten von 30-60 Minuten Dauer.
- Ein noch umfangreicheres Training führt zwar zu einer weiteren Verbesserung der Leistungsfähigkeit, erhöht jedoch gleichzeitig die orthopädische Belastung.

Belastungsintensität

Bei der Steuerung des Trainings kommt vor allem der Belastungsintensität eine besondere Bedeutung zu. Als Möglichkeiten der Intensitätssteuerung bieten sich besonders die Größen Laktat, Pulsfrequenz, subjektives Belastungsempfinden und die Atmung an.

Laktat

Die Bestimmung des Blutlaktats besitzt vor allem im leistungssportlich orientierten Ausdauertraining große Bedeutung. Laktat (Salz der Milchsäure) entsteht als Stoffwechselendprodukt besonders bei intensiver muskulärer Beanspruchung. Je intensiver beispielsweise ein Ausdauertraining ist, desto höher sind die Laktatwerte im Blut. Ihre Bestimmung gibt somit einen Hinweis auf die Belastungsintensität. Die Bemerkung "meine Muskeln sind sauer" nach anstrengender sportlicher Tätigkeit weist auf diesen Zusammenhang hin.

Aus sportmedizinischer Sicht liegt für die meisten Menschen eine günstige Trainingsintensität zur Entwicklung der Ausdauerleistungsfähigkeit bei Blutlaktatwerten bis ca. 4mmol/l, bei älteren Menschen bis ca. 3,5 mmol/l, vor. Die Umsetzung einer entsprechenden Empfehlung in die breitensportliche Praxis gestaltet sich jedoch schwierig, weil eine Bestimmung der Laktatwerte aus organisatorischen und finanziellen Gründen in der Regel nicht möglich ist. Dementsprechend müssen andere Belastungsvorgaben gefunden werden, die es dem Sporttreibenden erlauben, ohne großen Aufwand eine Belastungsintensität zu wählen, die einerseits Überbelastungen ausschließt, andererseits aber positive Anpassungserscheinungen des Organismus erlaubt.

Pulsfrequenz

Den populärsten Parameter bei der Dosierung der Belastungsintensität stellt die Pulsfrequenz (Herzfrequenz) dar. Die Intensitätssteuerung mittels der Herzfrequenz ist dabei häufig nicht so unproblematisch, wie es auf den ersten Blick erscheint.

- Sofern kein automatischer Pulsfrequenzmesser (Brustgurt, Ohrclip, Handgriffmessung) benutzt wird, muß die Herzfrequenz am Handgelenk (auf der Daumenseite innen) oder an der Halsschlagader gemessen werden. Dies kann erfahrungsgemäß vor allem älteren Personen Schwierigkeiten bereiten. Darüber hinaus muß die Belastung zur Pulsmessung in der Regel kurz unterbrochen werden. Man mißt also nicht den tatsächlichen Belastungspuls, sondern den Puls direkt nach Belastung. Dieser liegt aber selbst bei

unmittelbarer Nachbelastungsmessung um ca. 10 Schläge/min. niedriger als der tatsächliche Belastungspuls, da die Pulsfrequenz bei Belastungsabbruch sehr schnell absinkt (vgl. WYDRA/KARISCH 1990). Zudem sollte die Herzfrequenz über eine Zeitdauer von 15 Sekunden gemessen werden. Bei längeren Meßphasen sinkt der Puls während des Messens noch mehr ab, und die Abweichungen sind noch größer. Zur Berechnung der Pulsfrequenz pro Minute wird der registrierte Wert mit 4 multipliziert. Hier kann es aufgrund des kurzen Meßintervalls durchaus dazu kommen, daß ein oder mehrere Pulsschläge zu viel oder zu wenig gezählt werden, was dann (mit 4 multipliziert) einen zusätzlichen Meßfehler beinhaltet.
- Ohne Pulsmesser ist die Einhaltung einer vorgegebenen Herzfrequenz schwierig (die ständige Kontrolle fehlt), und zur Bestimmung sind in der Regel Belastungsunterbrechungen notwendig, die den Bewegungsrhythmus beeinträchtigen können.
- In Fitnessgeräte installierte Pulsfrequenzmesser sind nicht immer genau und beinhalten verschiedene Störquellen (technische Mängel, Schweiß, Bewegung).

Selbst wenn die Möglichkeit einer zuverlässigen Pulsfrequenzmessung besteht, die dem Trainierenden die aktuelle, exakte Herzfrequenz jederzeit sichtbar macht, sind die Probleme noch nicht alle ausgeräumt. Weitere Faktoren, die bei einer Trainingssteuerung über die Pulsfrequenz berücksichtigt werden müssen, sind:

- Die Pulsfrequenz unterliegt vielfältigen Einflußfaktoren (z. B. Alter, Trainingszustand, Klima, Medikamenteneinnahme etc.).
- Die identische Pulsfrequenz ist an verschiedenen Ausdauergeräten unterschiedlich zu bewerten. So entspricht eine Pulsfrequenz von 150 Schlägen/min. beim Laufen einer deutlich geringeren metabolischen Belastung (z. B. geringere Laktatwerte) als z. B. beim Radfahren.
- Das Erreichen bzw. Einhalten einer konkreten Pulsfrequenz ist in der praktischen Umsetzung sehr schwierig, wenn z. B. die Trainingsgeräte keine automatische Widerstandsanpassung besitzen bzw. bei manueller Einstellung keine sehr kleinen Belastungsabstufungen ermöglichen. Gleiches gilt für das Laufen in hügeligem Gelände.
- Eine starre Pulsfrequenzvorgabe nach einer Formel erlaubt keinen Spielraum in der Belastungsintensität des Traininierenden, z. B. entsprechend

dem subjektiven Belastungsempfinden bzw. dem individuellen Wohlbefinden (z. B. auch in Abhängigkeit von der Tagesform). Starre Vorgaben können daher durchaus auch zu Motivationsverlusten führen.

- Das Einhalten einer konkreten individuellen Pulsfrequenzvorgabe verhindert häufig ein gemeinsames Training mit der Familie, Freunden, Bekannten etc. So entspricht beispielsweise eine individuell aufgrund einer Formel festgelegte Pulsfrequenz, z. B. für das Laufen, bei zwei verschiedenen Personen, die gemeinsam trainieren wollen, in der Regel nicht der gleichen Laufgeschwindigkeit. Die zweifellos vorhandenen emotionalen Vorteile beim Training mit einem Partner oder in der Gruppe müssen in diesem Fall aufgegeben werden.
- Es gibt eine große individuelle Streubreite in der Pulsfrequenzreaktion für Personen gleichen Alters und mit vergleichbarer Leistungsfähigkeit. Hier spielt u. a. die individuell maximal erreichbare Pulsfrequenz eine Rolle. Diese kann nur in einem Ausbelastungstest bestimmt werden, der zumindest bei Älteren unter ärztlicher Aufsicht erfolgen müßte.

Bei genauer Betrachtung weist die Pulsfrequenz als Parameter zur Trainingssteuerung also einige Probleme auf und ist vor allem ohne Pulsfrequenzmesser mit zum Teil erheblichen Umsetzungsschwierigkeiten verbunden. Sind vom Arzt Pulsfrequenzobergrenzen vorgegeben, so muß die Herzfrequenz natürlich kontrolliert und die Obergrenze entsprechend eingehalten werden.

Pulsfrequenzvorgaben sind vor allem dann sinnvoll, wenn sie auf individuellen Belastungsuntersuchungen beruhen, welche jedoch nur im Einzelfall durchgeführt werden. Verschiedene Untersuchungen haben jedoch gezeigt, daß auch einige Pulsfrequenzformeln für einen Großteil der Sporttreibenden brauchbar sind, wenn die Herzfrequenz während des Trainings mittels eines zuverlässigen Pulsfrequenzmessers jederzeit abrufbar ist.

Pulsfrequenz und Radfahren

Sofern keine Leistungsdiagnostik möglich ist, bieten sich zur Steuerung der Belastungsintensität über die Pulsfrequenz beim Radfahren zwei Formeln an:

1. Berechnung der Trainingspulsfrequenz modifiziert nach der Faustregel von BAUM/HOLLMANN (vgl. HOLLMANN et al. 1983):

Trainingspulsfrequenz = 180 minus Lebensalter ± 3 Schläge

2. Berechnung der Trainingspulsfrequenz modifiziert nach der Formel von KARVONEN et al. (vgl. SHARKEY 1984):

Trainingspulsfrequenz =
Ruhepuls + [(Maximalpuls - Ruhepuls) x Intensität] ± 3 Schläge

- Die Ruhepulsfrequenz wird nach einer 10minütigen Ruhephase im Liegen oder morgens im Liegen 5 Minuten nach dem Aufwachen bestimmt.

- Der Maximalpuls für das Radfahren wird nach der Formel 220 minus Lebensalter errechnet.

- Die Belastungsintensität beträgt je nach Leistungsfähigkeit und Alter 60-70 %.

Beispiel zur Berechnung:
Ein untrainierter 40jähriger Mann mit einem Ruhepuls von 65 Schlägen/min möchte ein Fahrradergometertraining beginnen.
Trainingspulsfrequenz = 65 + [(180 - 65) x 60%] ± 3 = 134 ± 3 Schläge/min.
Der Fitnesssportler sollte also sein Ausdauertraining auf dem Fahrrad in diesem Fall in einem Pulsfrequenzbereich von 131 bis 137 Schlägen/min durchführen.

Alter	20			25			30			35			40		
Ruhepuls	50	60	70	50	60	70	50	60	70	50	60	70	50	60	70
Intensität															
60%	140	144	148	137	141	145	134	138	142	131	135	139	128	132	136
65%	148	151	155	144	148	151	141	145	148	138	141	145	135	138	142
70%	155	158	161	152	155	158	148	151	154	145	148	151	141	144	147
Alter	45			50			55			60			65		
Ruhepuls	50	60	70	50	60	70	50	60	70	50	60	70	50	60	70
Intensität															
60%	125	129	133	122	126	130	119	123	127	116	120	124	113	117	121
65%	131	135	138	128	132	135	125	128	132	122	125	129	118	122	125
70%	138	141	144	134	137	140	131	134	137	127	130	133	124	127	130

Tab. 4: Trainingspulsfrequenzvorgaben nach der KARVONEN-Formel entsprechend unterschiedlicher Alters-, Intensitäts- und Ruhepulsfrequenzvorgaben für das Radfahren. Die errechneten Werte sind ± 3 Schläge als Richtfrequenz zu verstehen.

Pulsfrequenz und Laufen

Zur Steuerung der Belastungsintensität für das Laufen liegen die errechneten Pulsfrequenzwerte nach der Formel Trainingspulsfrequenz = 180 minus Lebensalter für optimale Anpassungserscheinungen im Durchschnitt zu niedrig. Die Trainingspulsfrequenz sollte zur Verbesserung der Leistungsfähigkeit beim Laufen in etwa 10 - 15 Schläge pro Minute höher liegen als beim Radfahren. Hier würde sich also eher eine Formel Trainingspulsfrequenz = 190 minus Lebensalter anbieten. Für Laufanfänger können zu Trainingsbeginn gegebenenfalls auch geringe Pulsfrequenzen sinnvoll sein, damit höhere Belastungsumfänge (längere Laufdauer) möglich werden. Für die Berechnung der Trainingspulsfrequenz modifiziert nach der KARVONEN-Formel gilt im Vergleich zum Radfahren beim Laufen:

- Maximalpuls = 220 minus 1/2 Lebensalter
- Belastungsintensität in Abhängigkeit von der Leistungsfähigkeit und vom Alter = 60-75 %.

Beispiel zur Berechnung:
Ein untrainierter 40jähriger Mann mit einem Ruhepuls von 65 Schlägen/min. möchte ein Laufausdauertraining beginnen.
Trainingspulsfrequenz = 65 + [(200 - 65) x 60%] ± 3 = 146 ± 3 Schläge/min.
Das Laufausdauertraining sollte im vorliegenden Fall mit einer Pulsfrequenz von 143 - 149 Schlägen pro Minute durchgeführt werden.

Alter	20			25			30			35			40		
Ruhepuls	50	60	70	50	60	70	50	60	70	50	60	70	50	60	70
Intensität															
60%	146	150	154	145	149	153	143	147	151	142	146	150	140	144	148
65%	154	158	161	152	156	160	151	154	158	149	153	156	148	151	155
70%	162	165	168	160	163	166	159	162	165	157	160	163	155	158	161
75%	170	173	175	168	171	173	166	169	171	164	167	169	163	165	168
Alter	45			50			55			60			65		
Ruhepuls	50	60	70	50	60	70	50	60	70	50	60	70	50	60	70
Intensität															
60%	139	143	147	137	141	145	136	140	144	134	138	142	133	137	141
65%	146	149	153	144	148	151	143	146	150	141	145	148	139	143	146
70%	153	156	159	152	155	158	150	153	156	148	151	154	146	149	152
75%	161	163	166	159	161	164	157	159	162	155	158	160	153	156	158

Tab. 5: Trainingspulsfrequenzvorgaben modifiziert nach der KARVONEN-Formel entsprechend unterschiedlicher Alters-, Intensitäts- und Ruhepulsfrequenzvorgaben für das Laufen. Die vorgegebenen Pulsfrequenzwerte sind mit ± 3 Schlägen/min als Richtfrequenz zu verstehen.

Subjektives Belastungsempfinden

Das individuelle subjektive Belastungsempfinden stellt eine geeignete Steuerungsgröße zur Regulierung der Belastungsintensität dar. Es ist umso besser anwendbar, je zuverlässiger die eigene Körperwahrnehmung und reale Selbsteinschätzung ist. Zur Abschätzung der Belastung (Anstrengung) schlagen wir eine siebenstufige Skala vor:

1 = sehr leicht
2 = leicht
3 = leicht bis mittel
4 = mittel
5 = mittel bis schwer
6 = schwer
7 = sehr schwer

Hören Sie während Ihres Ausdauertrainings in sich hinein und belasten Sie sich so, daß Sie die Anstrengung als leicht bis mittel empfinden. Der Vorteil dieser Steuerungsgröße liegt vor allem darin, daß das subjektive Belastungsempfinden zu jeder Zeit während des Trainings ohne irgendwelche Messungen präsent ist und unmittelbar einen Eindruck der aktuellen Belastungssituation vermittelt. Ein Training nach dem subjektiven Belastungsempfinden empfiehlt sich auch für Neueinsteiger und wenig Trainierte, wobei sich zunächst überwiegend ein leichtes Anstrengungsempfinden anbietet, um auch eine längere Belastungsdauer durchhalten zu können.
Bei einer Trainingsintensitätssteuerung über das subjektive Belastungsempfinden muß berücksichtigt werden, daß ein gegebenes subjektives Empfinden bei verschiedenen Ausdauerbeanspruchungen (z.B. Laufen oder Radfahren) mit einer unterschiedlichen objektiven Belastung einhergeht. So bietet sich für Freizeitsportler auf dem Fahrradergometer ein subjektives Anstrengungsempfinden für alle Altersgruppen an. Die korrespondierenden Laktatwerte liegen hierbei in der Regel im wünschenswerten Bereich (Buskies u.a. 1997). Beim Laufen hingegen wurden vor allem bei älteren Freizeitsportlern bei der gleichen Vorgabe zum Teil deutlich zu hohe Laktatwerte (bis 8,5 mmol/l) registriert, wohingegen jüngere Probanden sich hierbei adäquat belasteten. Daher ist die Vorgabe mittel in der Tabelle 6 beim Laufen in Klammern gesetzt. Interessant ist auch, daß sich Frauen bei einem gegebenen subjektiven Belastungsempfinden – z. B. mittel – in der Regel etwas niedriger belasten als Männer, was sich unter anderem in einem geringeren Blutlaktatspiegel ausdrückt (Buskies 1998).

Atmung

Zur Festsetzung der individuellen Trainingsintensität kann sehr leicht auch die Atmung herangezogen werden. Hierbei hat sich vor allem beim Laufen bei Leistungsschwächeren und Älteren der sogenannte 4 - Schritt - Atemrhythmus bewährt, wobei die Ein- und Ausatemaktion auf 8 Schritte erfolgt (in der Regel 4 Schritte Einatmung und 4 Schritte Ausatmung). Jüngere und Trainierte können die Atem- Schrittfolge auf 7 oder 6 Schritte verkürzen.

Eine weitere gute Möglichkeit für die Intensitätssteuerung bei verschiedenen Ausdauersportarten stellt die Nasenatmung dar, wobei hier eher eine leichte

Intensität erreicht wird (Einatmung durch die Nase, Ausatmung durch den Mund).

Sowohl bei den Atem-Schritt-Rhythmen als auch bei der Nasenatmung werden selbstverständlich nicht während der gesamten Trainingszeit die Schritte gezählt bzw. durch die Nase geatmet. Für beide Steuerungskriterien gilt, daß sie lediglich einige Minuten angewendet werden. Anschließend wird nicht mehr auf die Atmung geachtet und der gewählte Intensitätsbereich gefühlsmäßig beibehalten. In gewissen Abständen kann dann ohne Aufwand kontrolliert werden, ob die Belastungsintensiät, z. B. die gewählte Laufgeschwindigkeit, noch mittels des 4 - Schritt - Atemrhythmus oder die eingestellte Wattzahl auf dem Fahrradergometer noch mit der Nasenatmung durchführbar ist. Ist dies nicht mehr der Fall, kann die Intensität soweit reduziert werden, bis die entsprechende Atmung wieder möglich wird. Beim 4 - Schritt - Atemrhythmus und bei der Nasenatmung konnten wir in verschiedenen Studien keine zu intensive Belastung feststellen (vgl. BUSKIES et al. 1992, BUSKIES et al. 1993).

Weitere Möglichkeiten zur Steuerung der Belastungsintensität

Insgesamt gilt im Hinblick auf die zu wählende Intensität, daß ein Ausgepumptsein nach der Belastung als Indiz für eine zu hohe Beanspruchung zu werten ist. Der Merksatz 'Laufen ohne zu Schnaufen', also ohne Atemnot, bzw. die Belastung so zu dosieren, daß noch ein zusammenhängendes Gespräch mit einem Trainingspartner möglich ist (Sprech-Test) scheinen nach wie vor gute Kriterien für eine weitgehend richtige Belastungseinschätzung zu sein. Ein Endspurt ist aus gesundheitlicher Sicht u. a. aufgrund der hohen Laktatproduktion eher negativ zu bewerten.

Ein wesentlicher Faktor ist auch das Wohlbefinden während und nach dem Training. Nur wer Freude an einem Ausdauertraining hat, der wird es auch regelmäßig über einen längeren Zeitraum betreiben. Insofern muß bei der Auswahl der Belastungskriterien auch immer die individuelle Befindlichkeit berücksichtigt werden.

Die nachfolgende Tabelle gibt einen Überblick über die Möglichkeiten zur Regulierung der Belastungsintensität im fitnessorientierten Ausdauertraining.

Möglichkeiten zur Dosierung der Belastungsintensität			
Steuerungs-parameter	**Laufen**	**Radfahren**	**Weitere Ausdauer-disziplinen**
Laktat	bis ca. 4 mmol/l	bis ca. 4 mmol/l	bis ca. 4 mmol/l
Pulsfrequenz	KARVONEN-Formel mit 60-75% Intensität je nach Alter und Leistungsfähigkeit; Trainingspulsfrequenz = 190/195 Lebensalter ± 5	KARVONEN-Formel mit 60-70% Intensität je nach Alter und Leistungsfähigkeit; Trainingspulsfrequenz = 180 - Lebensalter ± 3	KARVONEN-Formel mit 60-75% Intensität je nach Disziplin, Alter und Leistungsfähigkeit
Subjektives Belastungsempfinden	leicht leicht bis mittel (mittel)	leicht leicht bis mittel mittel	leicht leicht bis mittel (mittel)
Atmung	Nasenatmung Ein- und Ausatemaktion auf 8 - 6 Schritte (4- bzw. 3-Schritt-Atemrhythmus)	Nasenatmung	Nasenatmung
Motto	„Laufen ohne zu Schnaufen“ „Sprechtest“	„Radeln ohne Atemnot“ „Sprechtest“	„Trainieren ohne zu Schnaufen“ „Sprechtest“
Wohlbefinden	„Sich wohl fühlen“	„Sich wohl fühlen“	„Sich wohl fühlen“

Tab.6: Möglichkeiten zur Dosierung der Belastungsintensität beim Ausdauertraining.

Zusammenfassend läßt sich feststellen, daß es keine universelle Intensitätsvorgabe gibt, die für alle Trainierende gleichermaßen zutrifft. Die dargestellten Möglichkeiten zur Belastungsdosierung stellen jedoch für die Mehrzahl der Fitnessinteressierten brauchbare und gut in die Praxis umsetzbare Empfehlungen dar.

1.5 Tips zum Ausdauertraining

- Das Ausdauertraining sollte regelmäßig durchgeführt werden.
- Ein Trainingsbeginn ist in jedem Alter möglich. Ab dem 35. Lebensjahr ist vor dem Einstieg eine sportärztliche Untersuchung mit Belastungs-EKG sinnvoll.
- Trainieren Sie so, daß es immer auch Spaß macht.
- Die Steigerung der Belastung sollte erst über die Beanspruchungsdauer erfolgen, bis ca. 30- 40 Minuten Dauerbelastung problemlos möglich sind. Mit zunehmender Leistungsverbesserung kann dann auch die Belastungsintensität (z. B. Wattzahl, Geschwindigkeit) langsam erhöht werden.
- Größere Trainingspausen führen rasch zu einer Verringerung der Leistungsfähigkeit.
- Bei fieberhaften Infekten, vollem Magen und kritischen Smogwerten sollten Sie auf ein Ausdauertraining verzichten. Führen Sie auch kein intensives Ausdauertraining bei hohen Außentemperaturen und hoher Luftfeuchtigkeit von 80 - 85% durch (vgl. HOLLMANN et al. 1983). Liegen hohe Ozonwerte vor, sollten Sie das Ausdauertraining in die frühen Morgenstunden bzw. in den späten Abend oder in geschlossene Räume (z. B. Fahrradergometertraining) verlegen.
- Ein Endspurt, ganz gleich bei welcher Ausdauersportart, ist aus trainings- und sportmedizinischer Sicht wenig sinnvoll, weil dabei zum Schluß u. a. unerwünscht hohe Laktatwerte produziert werden. Da häufig nach dem Endspurt auch keine Cool - down - Phase, z. B. lockeres Auslaufen, erfolgt, ist die Regenerationszeit verlängert.

1.6 Literatur

BUSKIES, W.:
Laufausdauertraining mit Älteren nach dem subjektiven Belastungsempfinden unter Berücksichtigung physischer und psychischer Parameter (Wohlbefinden).
In: Meckling, H. (Hrsg.): Training und Alterssport. Schondorf 1990.

BUSKIES, W., KLÄGER,G., RIEDEL, H.:
Möglichkeiten zur Steuerung der Belastungsintensität für ein breitensportlich orientiertes Laufausdauertraining.
In: Deutsche Zeitschrift für Sportmedizin 43 (1992), 248-260.

BUSKIES, W., LIESNER, K., ZIESCHANG, K.:
Zur Problematik der Steuerung der Belastungsintensität beim Dauerlauftraining älterer Männer.
In: Deutsche Zeitschrift für Sportmedizin 44 (1993), 568-573.

BUSKIES, W., ZIEGLER, W., ZAPF, J., BOECKH-BEHRENS, W.-U., ZIESCHANG, K.:
Möglichkeiten der Belastungsdosierung auf dem Fahrradergometer unter Berücksichtigung physischer und psychischer Parameter.
In: Spectrum der Sportwissenschaft 9 (1997), 42-45.

HOLLMANN, W., HETTINGER, TH.:
Sportmedizin - Arbeits- und Trainingsgrundlagen.
Stuttgart - New York 1990.

HOLLMANN, W., ROST, R., DUFAUX, B., LIESEN, H.:
Prävention und Rehabilitation von Herz-Kreislaufkrankheiten durch körperliches Training. Stuttgart 1983.

KARVONEN, M., KENTALA, K., MUSTALA, O.:
The Effects of Training on Heart Rate: A Longitudinal Study.
In: Annals of Medicine and Experimental Biology 35(1957), 307-315.

KINDERMANN, W.:
Ergometrie - Empfehlungen für die ärztliche Praxis.
In: Deutsche Zeitschrift für Sportmedizin 38 (1987), 244-268.

LAGERSTRØM, D., GRAF, J.:
Die richtige Trainingspulsfrequenz beim Ausdauersport.
In: Herz, Sport & Gesundheit 3 (1986), 21-24.

ROST, R., HOLLMANN, W.:
Belastungsuntersuchungen in der Praxis. Stuttgart 1982.

SHARKEY, B.:
Physiology of Fitness. Champaign, Illinois 1984.

WYDRA, G., KARISCH, G.:
Zur Bedeutung der palpatorischen Pulsfrequenzbestimmung im Gesundheitssport. In: Herz, Sport & Gesundheit 7 (1990), 4-7.

ZINTL, F.:
Ausdauertraining. München-Wien-Zürich 1994.

Teil II:

Ernährung Körperzusammensetzung Training

2. Ernährung - Körperzusammensetzung - Training

2.1 Richtige Ernährung - die wirksamste gesundheitsfördernde Sofortmaßnahme

Die gesundheitsorientierte Fitness ist ein komplexes Gebäude, bestehend aus aerober Ausdauer, Kraftausdauer, optimaler Beweglichkeit, physischer und psychischer Entspannungsfähigkeit, gesunder Ernährung und allgemeiner Koordinationsfähigkeit. Sie sollten langfristig keinen dieser Faktoren vernachlässigen, aber dennoch haben nicht alle genannten Komponenten denselben Stellenwert. Wenn Sie 14 Tage lang die Koordination und die Beweglichkeit nicht trainieren, werden Sie keine gravierenden Folgen für Ihre Gesundheit und Ihre Fitness bemerken. Wenn Sie allerdings bei Ihrer Ernährung nur einmal erheblich "über die Stränge schlagen", werden Sie die Folgen bereits unmittelbar anschließend spüren. Sie leiden unter Völlegefühl, fühlen sich unwohl und sind weniger vital und leistungsfähig. Begehen Sie die fünf häufigsten Ernährungssünden täglich, indem Sie häufig "zu viel, zu fett, zu viel Salz, zu viel Zucker, zu viel Alkohol" zu sich nehmen, wird der Zeiger der Waage bald weiter ausschlagen und der Hosen- bzw. Rockbund kneifen. Viele Menschen begehen diese Ernährungssünden nicht nur in Ausnahmesituationen oder während weniger Tage, sondern tagein, tagaus über viele Jahre und setzen dadurch den Teufelskreis von Übergewicht und Risikofaktoren in Gang. Die Maßnahme mit der schnellsten Wirkung zur Verbesserung von Gesundheit und Fitness ist eine gesunde Ernährung. Jeder einzelne kann diesen Schritt noch heute tun und die tiefgreifenden, unmittelbaren Erfolge sofort spüren. Die vielfältigen Informationen über die Risiken von Fehlernährung, Mißbrauch von Alkohol, Medikamenten und Nikotin und den Anstieg der degenerativen Zivilisationskrankheiten haben uns wachgerüttelt. Auch der enge Zusammenhang zwischen Ernährung, Gesundheit, Leistungsfähigkeit und Wohlbefinden ist heute den meisten Menschen bewußt.

Das Durchbrechen verinnerlichter, negativer Ernährungsgewohnheiten und die praktische Umsetzung der Kenntnisse in eine täglich praktizierte ausgewogene, gesunde Ernährung stellen jedoch für sehr viele Personen ein großes Problem dar. Das folgende Kapitel möchte Sie für den Themenkomplex Ernährung, Körpergewicht und Sport sensibilisieren, Ihnen wichtige Informationen geben und Ihnen helfen, Änderungen Ihres Ernährungs- und Bewegungsverhaltens in kleinen Schritten anzugehen.

2.2 Körpergewicht, Körperzusammensetzung

2.2.1 Welches Körpergewicht ist optimal?

Das Körpergewicht hat in unserer schlankheits- und fitnessorientierten Gesellschaft fast magische Bedeutung gewonnen. Freude oder Frustration sind eng mit dem Zeigerausschlag der Waage verbunden, und es werden häufig sehr große Anstrengungen unternommen, um das persönliche Wunschgewicht zu erreichen.

Unser Körpergewicht hängt von unseren genetischen Voraussetzungen (z.B. Körperbau), der Kalorienzufuhr (Ernährung) und dem Kalorienverbrauch (u.a. Grundumsatz des Körpers, körperliche Aktivität, Temperatur) ab. Das Gewicht ist sehr einfach mit Hilfe einer Waage festzustellen. Schwieriger als die Ermittlung des Körpergewichts ist die Beurteilung des Ergebnisses. Experten haben versucht, einfache Rechen- und Interpretationsverfahren zu entwickeln, die eine rasche Selbsteinschätzung ermöglichen sollen. Die folgende Zusammenstellung gibt einen Überblick über die gebräuchlichsten Verfahren zur Ermittlung und Bewertung des Körpergewichts.

Normalgewicht nach BROCA

Körpergröße (cm) - 100 = Normalgewicht (kg)

Beispiel: 180 cm - 100 = 80 kg

Haben Sie Normal-, Über- oder Untergewicht?

Folgende Grafik gibt Hinweise für die Bewertung des eigenen Körpergewichts:

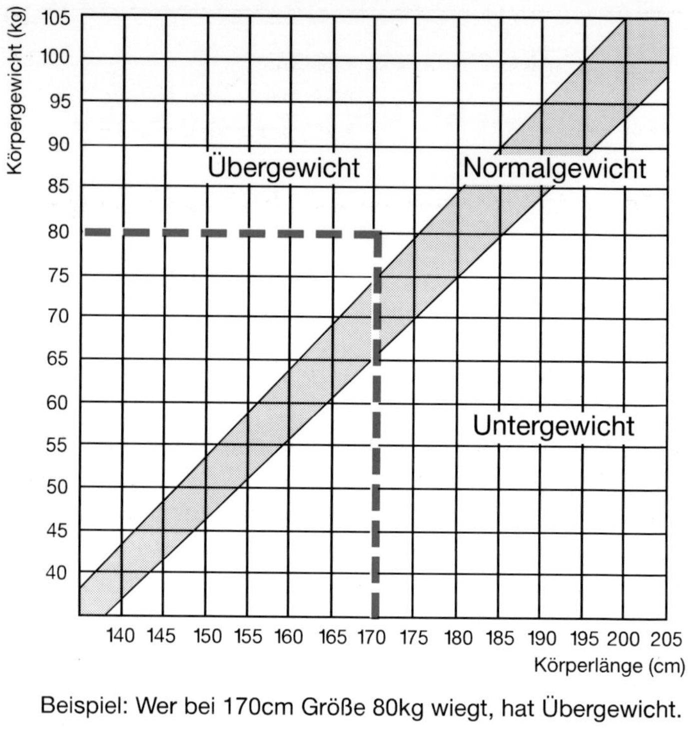

Abb. 1: Haben Sie Normal-,Über- oder Untergewicht? (DEUTSCHE GESELLSCHAFT FÜR ERNÄHRUNG 1991).

Das durch die einfache BROCA-Formel ermittelte Normalgewicht wird von Ernährungsfachleuten und Lebensversicherungsgesellschaften kritisiert, weil es nicht zwischen Männern und Frauen differenziert, die Körpergröße als einzigen Einflußfaktor berücksichtigt und aus gesundheitlicher Sicht ein zu hohes Körpergewicht als normal und empfehlenswert vorgibt (vgl. JAHNECKE 1974). Die modifizierte BROCA-Form versucht, diese Mängel zu beheben, indem sie einen strengeren Maßstab anlegt und für Männer und Frauen unterschiedliche Vorgaben macht.

Idealgewicht nach dem modifizierten BROCA-Index

Männer: Körpergröße (cm) - 100 - 10% = Idealgewicht (kg)
Frauen: Körpergröße (cm) - 100 - 15% = Idealgewicht (kg)

Beispiel: Testperson
- Weiblich
- Körpergröße: 165 cm
- Körpergewicht: 58 kg

Körpergröße 165 cm - 100 - 15% = 55,25 kg = Idealgewicht

Das derzeitige Körpergewicht liegt in diesem Fall um 2,75 kg über dem empfohlenen Idealgewicht

Der modifizierte BROGA-Index stellt eine relativ „strenge" Vorgabe dar, die nicht für alle Menschen "ideal" ist, z.B. bei kräftigem Körperbau. Massives Abhungern kann ebenfalls ein Gesundheitsrisiko darstellen und z.B. die Osteoporosegefahr erhöhen. Dennoch spiegelt die Idealgewichtsvorgabe Forschungsergebnisse wider, die eine positive Beziehung zwischen einem relativ niedrigen Körpergewicht und zahlreichen gesundheitsfördernden Effekten (hohe Lebenserwartung, Abnahme bestimmter Krankheitsrisiken) belegen. Aufgrund des höheren Fettanteils am Körpergewicht bei den Frauen und des kräftigeren Körperbaus der Männer liegt das Idealgewicht bei Frauen 15%, bei Männern 10% unter dem Normalgewicht.Die Bedeutung einer Einschränkung der Kalorienaufnahme belegen auch Tierexperimente, die eindrucksvoll nachgewiesen haben, daß die durchschnittliche Lebenserwartung durch eine Einschränkung der Kalorienzufuhr erhöht werden kann. Eine kalorienreduzierte Diät verzögerte bei den Versuchstieren das Auftreten altersabhängiger Krankheiten (Tumoren, Nieren-, Herzversagen) deutlich und führte zu einem hochsignifikanten Anstieg der durchschnittlichen Lebenserwartung (vgl. HÖHN 1994).

Wohlfühlgewicht

Das Körpergewicht, bei dem Sie sich subjektiv wohlfühlen, wird als Wohlfühlgewicht bezeichnet. Es ist häufig mit dem Wert identisch, bei dem sich das Körpergewicht einpendelt, wenn die Ernährung intuitiv, ohne das Beachten besonderer Vorschriften erfolgt. Das persönliche Wohlfühlgewicht ist durchaus eine ernstzunehmende Empfehlung, weil eine Vielzahl biologischer, psychischer und sozialer Faktoren Berücksichtigung finden. Allerdings haben die Zwänge der modernen Gesellschaft, Bewegungsmangel und ein Überangebot ständig verfügbarer Nahrungsmittel das natürliche, gesunde Bewegungs- und Ernährungsverhalten bei vielen Menschen so nachhaltig gestört, daß auf das von innen gesteuerte, subjektive Wohlfühlgewicht häufig kein Verlaß mehr ist.

Übergewicht/Adipositas/Untergewicht

Für das Über- bzw. Untergewicht liegen keine einheitlichen Definitionen vor. Häufig wird das Überschreiten eines Körpergewichts von 10 - 25% über Normalgewicht als Übergewicht bezeichnet (vgl. ISRAEL 1978) und das Unterschreiten eines Körpergewichts von 10% unter Idealgewicht als Untergewicht. Unter Adipositas (Fettleibigkeit) versteht man das durch Vermehrung des Körperfettgewebes auf über 30% bei Männern bzw. über 40% bei Frauen verursachte Übergewicht (vgl. WERNER 1995). Übergewicht bzw. Adipositas ist einer der häufigsten und schwerwiegendsten Risikofaktoren für unsere Gesundheit (vgl. S. 63). Untergewicht geht in den westlichen Industrienationen häufig mit Störungen des Selbstbildes (Schlankheitswahn) und des Ernährungsverhaltens, wie Bulimia nervosa (Eß- und Brechsucht), Anorexia nervosa (Magersucht), einher und kann z.B. den Menstruationsrhythmus beeinträchtigen und das Osteoporoserisiko erhöhen.

Body-Mass-Index (BMI)

Ebenso wie die modifizierte BROCA-Formel nutzt der häufig verwandte Body-Mass-Index die Parameter Körpergröße und Körpergewicht, um eine Empfehlung auszusprechen, ohne allerdings das Geschlecht, das Alter und den Trainingszustand zu berücksichtigen.

Rechnerische Ermittlung des BMI:

$$\frac{\text{Körpergewicht (kg)}}{(\text{Körpergröße (m)})^2} = \text{Body-Mass-Index}$$

Beispiel: Testperson • Körpergewicht: 58 kg
• Körpergröße: 1,65 m

$$\frac{\text{Körpergewicht 58 kg}}{(\text{Körpergröße 1,65 m})^2} = 21{,}3$$

Normwerte:

Unter 18: Sie sind untergewichtig; empfehlenswert ist eine Gewichtszunahme, mit der das Wohlbefinden und die Leistungsfähigkeit verbessert werden.
18-25: Sie sind normalgewichtig.
26-30: Sie sind leicht übergewichtig und sollten Ihr Gewicht reduzieren, wenn bei Ihnen bereits eine Krankheit vorliegt, z.B. Diabetes, Bluthochdruck, Gicht, Fettstoffwechselstörung.
Über 30: Eine Gewichtsabnahme ist dringend anzuraten.

(vgl. HAMM/UHLEN-BLUCHA 1988)

Das Ergebnis der Testperson in unserem Beispiel liegt mit einem BMI von 21,3 im Bereich des empfohlenen Normalgewichts zwischen 18 und 25.

Graphische Ermittlung des BMI:

Die Tabelle zeigt Ihnen, ob Ihr Körpergewicht den Empfehlungen entspricht, oder ob Sie zu- oder abnehmen sollten. Sie benötigen ein Lineal oder ein Blatt Papier, mit dem Sie Ihr Körpergewicht links mit Ihrer Körpergröße rechts verbinden. Die Schnittstelle der Linie mit der BMI-Achse in der Mitte gibt Ihren BMI-Wert an. Markieren Sie ihn mit dem Datum, damit Sie später eventuelle Veränderungen feststellen können.

Tabelle siehe nächste Seite

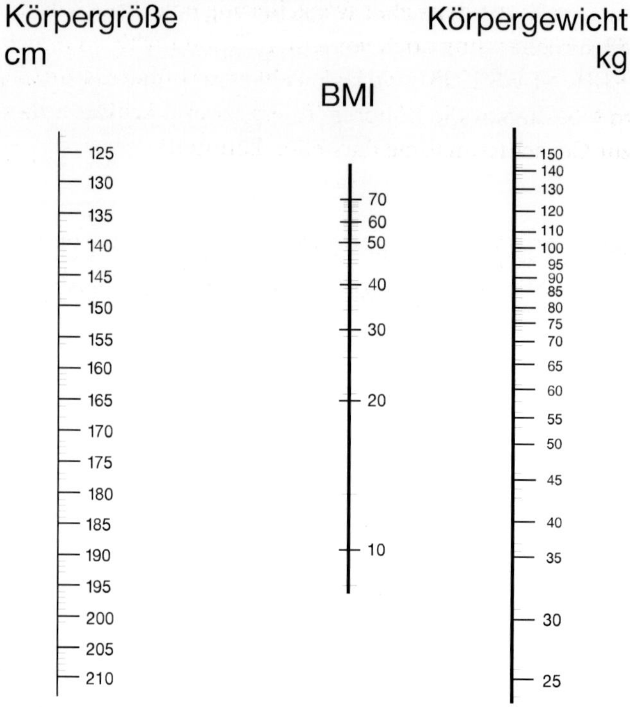

Abb. 2: Graphische Ermittlung des Body-Mass-Index (vgl.HAMM/UHLEN-BLUCHA 1988).

Gewichtstabellen der Metropolitan Life Insurance Company(USA)

Zusätzlich zum Geschlecht und zur Körpergröße geht der Körperbau in die Gewichtstabellen der Metropolitan Life Insurance Company aus den USA ein. Die Bestimmung des Körperbaus kann z.B. über die Messung der Breite des Ellenbogengelenks (Knochenstärke) erfolgen. Die Tabellen aus den Jahren 1959 und 1983 haben eine sehr breite Datenbasis, weil ihnen die Werte von Millionen von US-Bürgern zugrunde liegen. Die 1959 veröffentlichten Tabellen bezeichneten das Gewicht mit der höchsten Lebenserwartung als Idealgewicht, das aus den Daten der Lebensversicherung errechnet wurde. Die Tabellen von 1983 sprechen nur noch von einem " akzeptablen Gewichtsbereich" (vgl. VICMEDIC NEWS 1995) und lassen ein etwas höheres Körpergewicht zu. Ärzte in den USA haben die höheren Toleranzwerte kritisiert, da sie eine Ermutigung zur Gewichtszunahme darstellen könnten.

Metropolitan Life Größen- und Gewichtstabellen

Männer

Körper-größe cm	Körperbau					
	leicht (kg)		mittel (kg)		schwer (kg)	
	1959	1983	1959	1983	1959	1983
147	-	-	-	-	-	-
149	-	-	-	-	-	-
152	-	-	-	-	-	-
154	-	-	-	-	-	-
157	51-54	58-60	53-58	59-64	57-64	62-68
160	52-56	59-61	55-60	60-65	59-65	63-69
162	53-57	60-62	56-61	61-65	60-67	64-70
165	55-59	60-63	58-63	62-67	61-69	65-72
167	56-60	61-64	59-64	63-68	62-70	66-74
170	58-62	62-65	61-67	64-70	64-73	67-76
172	60-63	63-67	62-68	65-71	66-75	69-78
175	62-66	64-68	64-71	67-72	68-77	70-80
177	63-67	65-70	66-72	68-74	70-78	71-81
180	65-70	66-71	68-75	70-75	72-81	73-83
182	67-71	67-72	70-76	71-77	74-83	74-85
185	69-73	69-74	71-79	72-79	76-85	76-87
187	70-75	70-76	73-81	74-80	78-87	78-89
190	72-77	71-78	75-83	75-82	80-90	80-91
193	74-79	73-80	78-86	77-85	83-93	82-94

Metropolitan Life Größen- und Gewichtstabellen						
Frauen						
Körpergröße cm	Körperbau					
	leicht (kg)		mittel (kg)		schwer (kg)	
	1959	1983	1959	1983	1959	1983
147	41-44	46-50	43-48	49-55	47-54	53-59
149	42-45	46-51	44-49	50-55	48-55	54-60
152	43-47	47-52	46-51	52-57	49-57	55-62
154	44-48	48-53	47-52	52-58	50-58	56-63
157	46-50	49-55	48-54	53-60	52-59	58-65
160	48-51	50-56	50-55	55-61	54-61	59-66
162	49-52	51-57	51-57	56-62	55-62	60-68
165	50-54	53-59	53-59	57-64	56-64	62-70
167	51-55	54-60	54-61	59-65	58-66	63-72
170	53-58	55-61	56-63	60-66	60-68	65-74
172	55-59	57-63	58-64	61-68	62-69	60-75
175	57-61	58-64	60-67	63-69	64-72	67-77
177	58-63	60-65	61-68	64-70	65-73	69-78
180	61-65	61-67	63-70	65-72	67-76	70-80
182	62-67	62-68	65-72	67-73	69-78	71-81
185	-	-	-	-	-	-
187	-	-	-	-	-	-
190	-	-	-	-	-	-
193	-	-	-	-	-	-

Tab. 7: Empfohlenes Körpergewicht für Frauen und Männer nach Metropolitan Life 1959 und 1983. Auf metrische Maße umgerechnet (vgl. JANECKE 1974 und VICMEDIC NEWS 1995).

Das National Institute of Health in den USA hat die Gewichtstabellen der Metropolitan Life dazu genutzt, um vor den Folgen von Übergewicht zu warnen. Dazu hat es folgende Risikotabelle veröffentlicht:

Relatives Gewicht in % = $\frac{\text{Körpergewicht x 100}}{\text{Empfohlenes Gewicht der Metrop. Life-Tabelle 1983}}$	Sterblichkeitsrate (statistisches Todesrisiko)
65-75%	105%
75-95%	93%
95-105%	95%
105-115%	110%
115-125%	127%
125-135%	134%
135-145%	141%
145-155%	211%
155-165%	227%
100% bedeutet: Das Körpergewicht entspricht dem empfohlenen Gewicht	100% bedeutet: "Ideal niedrige" Sterblichkeitsrate

Tab. 8: Sterblichkeitsrisiko in Bezug zum Körpergewicht (vgl. US-National Institute of Health, nach VICMEDIC NEWS 1995).

Beispiel: Testperson
- Männlich
- Mittlerer Körperbau
- Körpergröße: 182 cm
- Körpergewicht: 95 kg
- Empfohlenes Gewicht der Metrop. Life-Tabelle 1983, bei mittlerem Körperbau: 71 - 77 kg, Mittelwert 74 kg

$$\text{Relatives Gewicht} = \frac{95\text{ kg x }100}{74\text{ kg}} = 128{,}37\ \%$$

Weil das relative Gewicht der Testperson 28 % höher liegt als das empfohlene Körpergewicht, ist sein statistisches Todesrisiko 34 % höher (vgl Tab. 8) als das von Personen ohne Übergewicht.

Der Zusammenhang zwischen Übergewicht und erhöhtem Sterblichkeitsrisiko wird in der folgenden Grafik besonders deutlich.

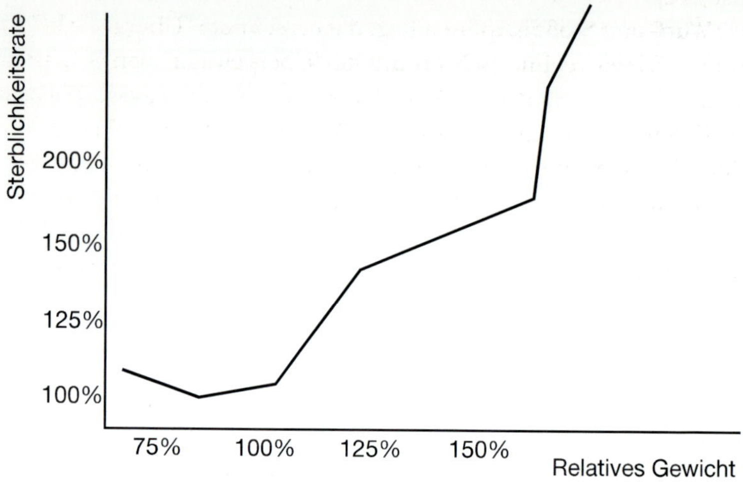

Abb. 3: Zusammenhang zwischen relativem Gewicht und Sterblichkeitsrate (vgl. VICMEDIC NEWS 1995).

Es ist offensichtlich ein viel geringeres Risiko, untergewichtig zu sein, als übergewichtig. Eine Zunahme des Körpergewichts über das von Metropolitan Life empfohlene Gewicht (= 100 %) führt zu einer ansteigenden Sterblichkeitsrate, die umso deutlicher ist, je stärker das Übergewicht ausgeprägt ist. Ein leichtes Untergewicht hat dagegen nur geringe negative Auswirkungen auf die Mortalität.

2.2.2 Bedeutung und Bestimmung der Körperzusammensetzung

Die Fitnessbewegung stellt den muskulösen, durchtrainierten Sportler als ästhetisches Idealbild heraus. Für die Gruppe der kraftorientierten Aktiven und auch für alle gesundheitsbewußten Fitnesssportler können das Körpergewicht allein und seine Ermittlungs- und Interpretationsverfahren nicht vollständig überzeugen. Ein Athlet mit einer Körpergröße von 180 cm, einem Körpergewicht von 80 kg und einem sehr geringen Fettanteil überschreitet z. B. das Idealgewicht von 72 kg (180-100-10%) um 8 kg.

Bei muskelbepackten Bodybuildern, Gewichthebern und Athleten leichtathletischer Wurf- und Stoßdisziplinen liegt das errechnete "Übergewicht" häufig noch höher. Dieses rechnerisch ermittelte "Übergewicht" von Sportlern besteht jedoch überwiegend aus Muskelmasse, die als Schutz der Wirbelsäule und der Gelenke sowie als Leistungsreserve vorteilhaft ist und auch aus der Sicht der Körperformung das angestrebte Körperideal unterstützt. Für alle sportlich aktiven Menschen und insbesondere Krafttrainierende besitzen die Körpergewichtsvorgaben keinen optimalen Aussagewert. Für sie und für uns alle liefern die Werte der Körperzusammensetzung wichtige zusätzliche Informationen.

Je nach Betrachtungsweise (chemisch, metabolisch, anatomisch) bestimmen unterschiedliche Komponenten die Körperzusammensetzung, z. B. Wasser, Protein (vorwiegend Muskulatur), Fett und Mineralien (vorwiegend Knochen). Aufgrund der praktischen Relevanz ist das meistgenutzte Modell zur Beschreibung der menschlichen Körperzusammensetzung ein einfaches Zwei-Komponenten-Modell, das zwischen der **Fettmassse** und der **fettfreien Körpermasse** unterscheidet. Die fettfreie Komponente repräsentiert vor allem die funktionellen Systeme des Körpers, die Muskulatur und das Herz-Kreislaufsystem. Das Fettgewebe dient dagegen im wesentlichen als Energiespeicher.

Die Muskulatur und das Fettgewebe sind die variabelsten Anteile der Körperzusammensetzung. Durch körperliches Training kann der Anteil der Muskulatur erhöht und gleichzeitig der Fettanteil verringert werden. Bewegungsmangel und überkalorische Ernährung hingegen lassen die Muskelmasse schwinden und vergrößern die Fettmasse. Das Fettgewebe hat dabei den größten Spielraum. Es kann von einer minimalen Menge bis zu 70% der Körpermasse bei stark übergewichtigen Menschen ausmachen (vgl. WARD et al. 1984).

Bedeutung der Körperzusammensetzung

Das Konzept der Körperzusammensetzung (engl. body composition) rückt immer mehr in den Vordergrund und ergänzt zunehmend den Ansatz der

Körpergewichtsformeln. Die Einsatzgebiete der Messung der Körperzusammensetzung sind vielfältig:

- Im Vordergrund steht die Beurteilung des Ernährungszustandes, die Diagnose, Prävention und Therapie des Risikofaktors Adipositas (Fettleibigkeit, Übergewicht), aber auch die Unterernährung, z.B. Anorexia nervosa (Magersucht).
- In mehreren Ländern (z. B. England, Kanada, USA) wird die Messung der Körperzusammensetzung routinemäßig eingesetzt, um den allgemeinen Gesundheits- und Leistungszustand von Schulkindern, Polizei, Feuerwehr und Militär zu überprüfen. Die Ergebnisse können dabei durchaus weitreichende berufsbeeinflussende Folgen haben, von denen z. B. Anstellung und Weiterbeschäftigung abhängen.
- Im Fitness-, Freizeit- und Gesundheitssport dient die Ermittlung der Körperzusammensetzung u. a. der Objektivierung von Körperformungseffekten. Gesundheitsclubs und Fitnessanlagen bieten heute häufig die Fettmessung als Dienstleistung an.
- Als Indikator für die Leistungsfähigkeit und den Trainingszustand von Athleten ist die Körperzusammensetzung Teil der Leistungsdiagnostik im Spitzensport. Dabei ist die Körperzusammensetzung nicht nur in Sportarten mit Gewichtsklassen entscheidend. Auch in anderen Disziplinen kann die aktive Körpersubstanz oder der daraus abgeleitete "Aktive-Körpersubstanz-Index" (AKS-Index) einen wichtigen Faktor zur Beurteilung des Leistungszustands darstellen (vgl. WUTSCHERK 1970).

Bestimmung der Körperzusammensetzung

Es stehen zahlreiche Methoden zur Messung der Körperzusammensetzung zur Verfügung, die sich in den gemessenen Variablen, der Genauigkeit, dem apparativen, zeitlichen und finanziellen Aufwand, der Verfügbarkeit und der Belastung der Testperson unterscheiden. Labormethoden wie z. B. das Unterwasserwiegen, die Röntgenmethode und die Computertomographie sind für die Allgemeinheit kaum zugänglich und werden vornehmlich zu wissenschaftlichen Zwecken eingesetzt. Als relativ kostengünstige, leicht zu handhabende Feldmethode werden heute vor allem die elektrische Leitfähigkeitsmethode, die Infrarot-Messung und die Messung der Hautfaltendicke verwendet.

Densitometrie (hydrostatisches Wiegen)

Bei der Methode des Unterwasserwiegens wird der Fettanteil des Körpers indirekt über die Ermittlung der Körperdichte bestimmt. Das Verfahren beruht auf der Tatsache, daß der Fettanteil des Körpers eine geringere Dichte besitzt als die fettfreie Körpermasse. Die Dichte des Körpers läßt sich, nach dem zugrundeliegenden Archimedischen Gesetz, aus dem Verhältnis seiner Masse zum Körpervolumen bestimmen. Die Masse wird durch einfaches Wiegen bestimmt, das Körpervolumen durch das Volumen des verdrängten Wassers in einem Gefäß, in das die Testperson vollständig eintaucht. Um auch das verbleibene Gasvolumen in den Lungen und im Magen-Darm-Trakt berücksichtigen zu können, das die Berechnung sonst stören könnte, geht zusätzlich auch das Unterwassergewicht der völlig untergetauchten Testperson bei maximaler Ausatmung in die komplizierte Berechnung ein. Aus den Ergebnissen lassen sich der Fettanteil des Körpers und die fettfreie Körpermasse errechnen. Die apparativ und zeitlich aufwendige Methode wurde mehrfach verbessert (vgl. "das Ulmer Faß", WENZEL et al. 1984) und wird häufig als Referenzmethode für die Beurteilung der Genauigkeit anderer Meßverfahren herangezogen, obwohl sich ein Gesamtfehler ergeben kann, der einer Variation des Fettanteils von 3-4% entspricht (vgl. LOHMANN 1981).

Elektrische Leitfähigkeitsmethode

Die Methode der bioelektrischen Impedanz-Messung basiert auf der natürlichen Leitfähigkeit von elektrischem Strom im Organismus. Während ein schmerzloses elektrisches Signal durch den Körper geschickt wird, wird der Widerstand (elektrische Impedanz) gemessen, der sich je nach der Größe des Fettanteils des Körpers verändert. Ungenauigkeiten ergeben sich vor allem durch den Zusammenhang von elektrischer Leitfähigkeit und der Menge des Körperwassers, da Wasser die Leitfähigkeit verbessert.

Infrarot-Messung

Die Infrarotspektrophotometrie wurde entwickelt, um Lebensmittel bezüglich ihrer Ernährungsbestandteile zu analysieren. Beim Menschen nutzt die Infrarotmessung die unterschiedliche Absorption und Reflexion von infrarotem Licht bestimmter Wellenlänge durch Fett bzw. fettfreies Körpergewebe. Die einfache, nicht schädliche und schmerzlose Messung erfolgt an mehreren standardisierten Körperstellen (vgl. CONWAY/NORRIS 1987) oder nur am Bizeps (vgl. FUTREX Inc.). Mit Hilfe von Regressionsgleichungen wird der Fettanteil des Körpers abgeschätzt. Probleme ergeben sich durch die häufig zusätzlich eingerechneten Parameter wie Körpergröße, Körpergewicht, Alter oder Grad der sportlichen Betätigung, die die Aussagekraft der Ergebnisse beeinflussen.

Messung der Hautfaltendicke

An standardisierten Stellen des Körpers werden die Hautfalten mit dem darunterliegenden, subkutanen Fettgewebe vom tieferliegenden Muskel mit den Fingern abgehoben und deren Dicke mit Hilfe einer "Speckzange" (Caliper) gemessen. Ausgangspunkt der Methode ist das nahezu proportionale Verhältnis vom Unterhautfettgewebe zum Gesamtkörperfett des Menschen. Aufgrund der einfachen Durchführung, des geringen apparativen und finanziellen Aufwands sowie der aussagekräftigen Ergebnisse, ist die Messung der Hautfaltendicke die am häufigsten eingesetzte Methode zur Ermittlung des Körperfettanteils.

Die einfachste Form dieses Verfahrens war die populäre Gesundheitsaktion "Pinch an Inch" in den USA, die das Ziel hatte, die Bevölkerung für das Problem Übergewicht und die damit verbundenen gesundheitlichen Risiken zu sensibilisieren.

Der “Pinch an Inch” Test (“Zwick ein inch” = 2,54 cm)

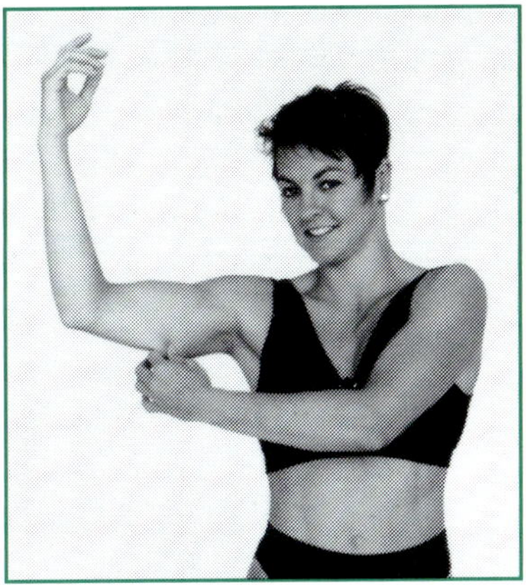

Heben Sie einen Arm an. Greifen sie mit Daumen und Zeigefinger der anderen Hand die Hautfalte in der Mitte der Oberarmrückseite. Die Hautfalte wird in Längsrichtung abgegriffen. Rutschen Sie mit Daumen und Zeigefinger vom Muskel, der unter der Haut liegt, nach unten, bis Sie nur noch die Hautfalte fühlen. Schätzen oder messen Sie die Dicke der abgegriffenen Hautfalte. Erreicht oder überschreitet die Dicke der Hautfalte ein inch = 2,54 cm, dann liegt der Fettanteil Ihres Körpers deutlich zu hoch (vgl. BOECKH-BEHRENS 1985).

Der sehr grobe “Pinch an Inch-Test” ist verständlicherweise kein exaktes Meßverfahren. Er soll Sie neugierig machen und als Einstieg in den Problemkreis Übergewicht, Körperfettanteil, Körperzusammensetzung und Messung der Hautfaltendicke dienen.

4-Punkt-Messung der Hautfaltendicke

Die bekannteste und gängigste Methode zur Ermittlung des Körperfettanteils ist die Messung der Hautfaltendicke an vier repräsentativen Körperstellen mit einem Caliper.

Ermittlung des Körperfettanteils durch Messung der Hautfaltendicke an 4 Körperstellen	
Meßposition:	Die Messung wird stehend und möglichst mit freiem Oberkörper an der nicht-dominanten Körperseite vorgenommen (bei Rechtshändern links).
Messung:	
Meßgerät:	Caliper
Hilfsmittel:	Evtl. ein Lineal zur Meßpunktbestimmung am Oberarm
Meßpunkte:	1. Die Bizeps-Mitte (M. biceps brachii) 2. Die Trizeps-Mitte (M. triceps brachii) 3. Unter der Schulterblattecke (subscapularis) 4. Über der Darmbeinkante (suprailiacus)
Meßinstruktion:	• Eine Eigenmessung ist an diesen Meßpunkten nicht möglich. Der Meßleiter nimmt den Caliper in die eine Hand und die zu messende Hautfalte etwa 1 cm oberhalb der zu messenden Stelle mit dem Daumen und dem Zeigefinger der anderen Hand. Die Hautfalte soll möglichst senkrecht abgezogen werden, wobei Daumen und Zeigefinger ein 'O' bilden 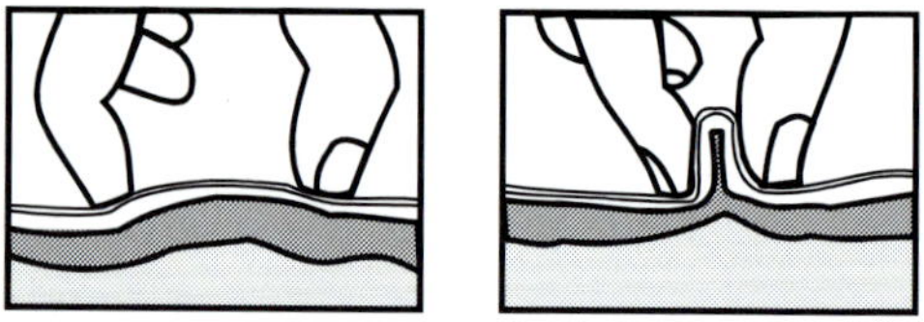 • Während des Meßvorgangs wird die Hautfalte mit Daumen und Zeigefinger weiterhin festgehalten • Der Caliper wird rechtwinklig zur Hautfalte am Meßpunkt angesetzt und der Meßwert der Hautfaltendicke am Caliper abgelesen. Es empfiehlt sich, jede Messung dreimal vorzunehmen und den Mittelwert der drei Messungen für die weitere Berechnung anzusetzen.
Ergebnisermittlung:	• Addition der an den 4 Körperstellen erhaltenen Meßwerte und Ablesen des Körperfettanteils in der Tabelle von DURNIN/ WORMERSLEY (1974, vgl. S. 60/61).

Tab. 9: Testbeschreibung der Messung der Hautfaltendicke.

Meßgerät

Als Meßgerät dient ein Caliper, der eine Standardisierung des Anpreßdruckes ermöglichen soll, damit bei jeder Messung derselbe Druck auf die Hautfalte ausgeübt wird. Auch mit einfachen und preisgünstigen Geräten können durchaus exakte Ergebnisse erzielt werden.

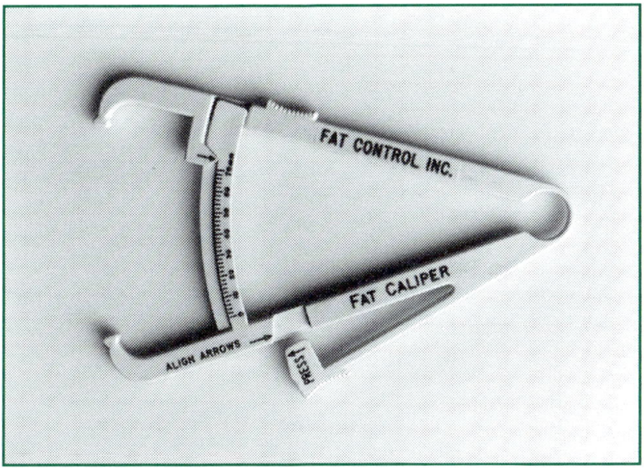

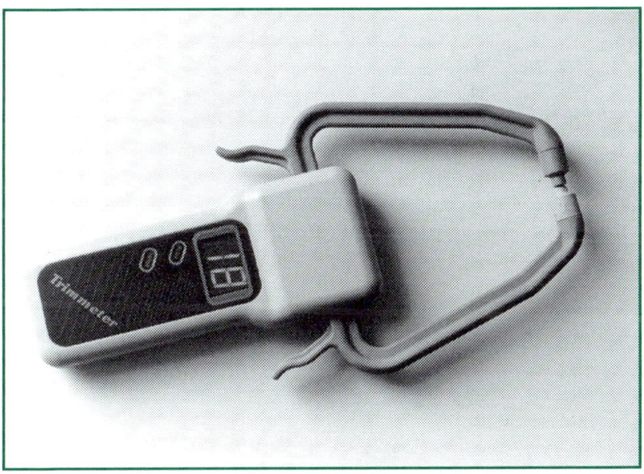

Abb. 4: Caliper zur Messung der Hautfaltendicke mit standardisiertem Anpreßdruck und Digitalanzeige (Firmen TRIMMETER und FAT CONTROL).

Meßpunkte:

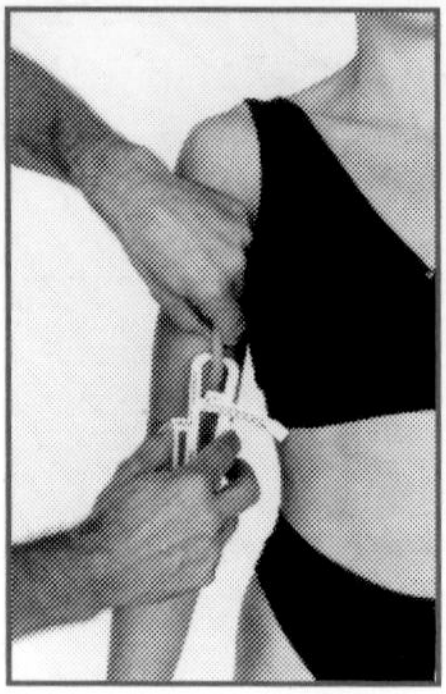

1. Bizeps-Mitte
Lassen Sie den Arm entspannt hängen. Der Partner (Testleiter) mißt in der Mitte des Oberarms, auf der Innenseite (M. biceps brachii).

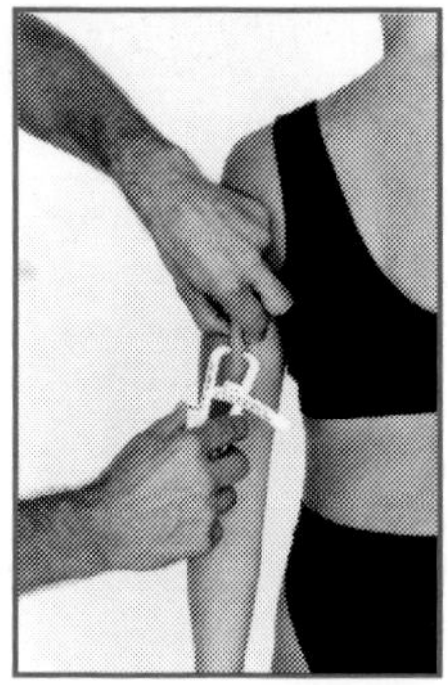

2. Trizeps-Mitte
Lassen Sie den Arm entspannt hängen. Der Partner mißt in der Mitte des Oberarms, auf der Außenseite. Meßpunkt ist die Mitte zwischen Schulteroberkante (Akromion) und Ellbogen (Olekranon).

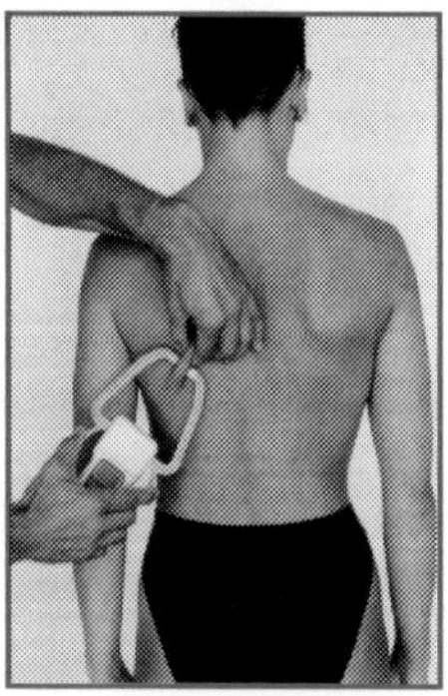

3. Unter der Schulterblattecke (subscapularis)
Ertasten Sie die untere Ecke des Schulterblatts. Der Meßpunkt liegt unmittelbar unter der Ecke des Schulterblatts (angulus inferior scapulae). Greifen Sie die Hautfalte leicht schräg, parallel zu den elastischen Fasern der Haut.

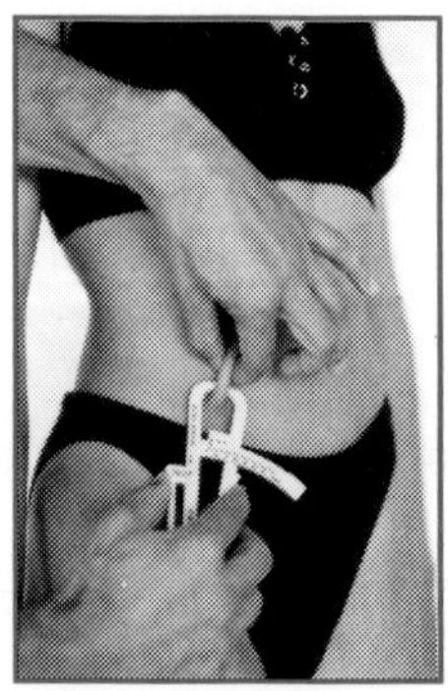

4. Über der Darmbeinkante (suprailiacus)
Ertasten Sie die vordere Darmbeinkante (spina iliaca anterior superior). Der Meßpunkt liegt zwei Finger breit über der Darmbeinkante.

Ergebnisermittlung:

Tragen Sie Ihre Meßergebnisse der vier Körperstellen in die folgende Tabelle ein, bilden Sie die Summe und lesen Sie den Anteil des Körperfetts in % aus der Tabelle auf den Seiten 60 und 61 ab.

Körperzusammensetzung	Datum des Tests ▶				
Caliper Hautfaltenmessung	• Trizeps (mm)				
	• Bizeps (mm)				
	• Subscapularis (mm)				
	• Suprailiacus (mm)				
	➢ Summe (mm)				
	➢ Fettanteil (%)				

Vermerken Sie das Testdatum. Durch den Ergebnisvergleich mit späteren Messungen können Sie Veränderungen Ihres Körperfettanteils in der Zukunft feststellen, z.B. nach einer längeren Trainingsphase und/oder einer Veränderung der Ernährung.

Hautfaltendicke und Fettanteil des Körpers in %

Männer

Summe der 4 Hautfalten in mm	Alter 17-29	30-39	40-49	50+
	Fettmasse % des Körpergewichts			
15	4,8			
16	5,5			
17	6,2			
18	6,9			
19	7,5			
20	8,1	12,2	12,2	12,6
21	8,6	12,6	12,8	13,2
22	9,1	13,0	13,4	13,8
23	9,6	13,4	14,0	14,4
24	10,1	13,8	14,5	15,5
25	10,5	14,2	15,0	15,6
26	11,0	14,6	15,6	16,2
27	11,5	15,0	16,2	16,8
28	12,0	15,4	16,7	17,4
29	12,5	15,8	17,2	18,0
30	12,9	16,2	17,7	18,6
31	13,3	16,5	18,1	19,1
32	13,7	16,8	18,5	19,6
33	14,1	17,1	18,9	20,0
34	14,4	17,4	19,3	20,4
35	14,7	17,7	19,6	20,8
36	15,1	18,0	20,0	21,3
37	15,5	18,3	20,4	21,7
38	15,8	18,6	20,8	22,1
39	16,1	18,9	21,1	22,5
40	16,4	19,2	21,4	22,9
41	16,7	19,5	21,8	23,3
42	17,0	19,8	22,1	23,7
43	17,3	20,0	22,4	24,1
44	17,5	20,2	22,7	24,4
45	17,7	20,4	23,0	24,7
46	18,0	20,7	23,4	25,1
47	18,3	20,9	23,7	25,5
48	18,6	21,1	24,0	25,9
49	18,8	21,3	24,3	26,2
50	19,0	21,5	24,6	26,5
51	19,3	21,7	24,9	26,8
52	19,5	21,9	25,2	27,1
53	19,7	22,1	25,5	27,4
54	19,9	22,3	25,7	27,7
55	20,1	22,5	25,9	27,9
56	20,4	22,7	26,2	28,2
57	20,6	22,9	26,5	28,5
58	20,8	23,1	26,7	28,8
59	21,0	23,3	26,9	29,0
60	21,2	23,5	27,1	29,2
61	21,4	23,7	27,4	29,5
62	21,6	23,9	27,6	29,8

Männer

Summe der 4 Hautfalten in mm	Alter 17-29	30-39	40-49	50+
	Fettmasse % des Körpergewichts			
63	21,8	24,1	27,8	30,0
64	22,0	24,2	28,0	30,2
65	22,2	24,3	28,2	30,4
66	22,4	24,5	28,5	30,7
67	22,6	24,7	28,7	31,0
68	22,8	24,9	28,9	31,2
69	23,0	25,0	29,1	31,4
70	23,1	25,1	29,3	31,6
71	23,3	25,3	29,5	31,9
72	23,5	25,5	29,7	32,1
73	23,7	25,7	29,9	32,3
74	23,9	25,8	30,1	32,5
75	24,0	25,9	30,3	32,7
76	24,2	26,1	30,5	33,0
77	24,4	26,3	30,7	33,2
78	24,6	26,4	30,9	33,4
79	24,7	26,5	31,1	33,6
80	24,8	26,6	31,2	33,8
81	25,0	26,8	31,4	34,0
82	25,2	26,9	31,6	34,2
83	25,3	27,0	31,8	34,3
84	25,4	27,1	32,0	34,6
85	25,5	27,2	32,1	34,8
90	26,2	27,8	33,0	35,8
95	26,9	28,4	33,7	36,6
100	27,6	29,0	34,4	37,4
105	28,2	29,6	35,1	38,2
110	28,8	30,1	35,8	39,0
115	29,4	30,6	36,4	39,7
120	30,0	31,1	37,0	40,4
125	30,5	31,5	37,6	41,1
130	31,0	31,9	38,2	41,8
135	31,5	32,3	38,7	42,4
140	32,0	32,7	39,2	43,0
145	32,5	33,1	39,7	43,6
150	32,9	33,5	40,2	44,1
155	33,3	33,9	40,7	44,6
160	33,7	34,3	41,2	45,1
165	34,1	34,6	41,6	45,6
170	34,5	34,8	42,0	46,1
175	34,9			
180	35,3			
185	35,6			
190	35,9			
195				
200				
205				
210				

Tab. 10: Tabellarische Zuordnung der Summe der vier Hautfaltendicken (Biceps, Triceps, subscapular und TRIMMETER o. J.).

Frauen

Summe der 4 Hautfalten in mm	Alter 17-29	30-39	40-49	50+
	Fettmasse % des Körpergewichts			
15	10,5			
16	11,3			
17	12,0			
18	12,7			
19	13,4			
20	14,1	17,0	19,8	21,4
21	14,7	17,5	20,3	22,0
22	15,3	18,0	20,8	22,5
23	15,8	18,5	21,3	23,0
24	16,3	19,0	21,8	23,5
25	16,8	19,4	22,2	24,0
26	17,4	19,9	22,7	24,6
27	18,0	20,4	23,2	25,1
28	18,5	20,9	23,7	25,6
29	19,0	21,4	24,1	26,1
30	19,5	21,8	24,5	26,6
31	19,9	22,2	24,9	27,0
32	20,3	22,6	25,3	27,4
33	20,7	23,0	25,7	27,8
34	21,1	23,4	26,1	28,2
35	21,5	23,7	26,4	28,5
36	21,9	24,1	26,8	28,9
37	22,3	24,5	27,2	29,3
38	22,7	24,9	27,6	29,7
39	23,1	25,2	27,9	30,0
40	23,4	25,5	28,2	30,3
41	23,8	25,8	28,5	30,7
42	24,1	26,1	28,8	31,0
43	24,4	26,4	29,1	31,3
44	24,7	26,7	29,4	31,6
45	25,0	26,9	29,6	31,9
46	25,3	27,2	29,9	32,2
47	25,6	27,5	30,2	32,5
48	25,9	27,8	30,5	32,8
49	26,2	28,0	30,8	33,1
50	26,5	28,2	31,0	33,4
51	26,8	28,5	31,3	33,7
52	27,1	28,8	31,5	34,0
53	27,4	29,0	31,2	34,2
54	27,6	29,2	31,9	34,4
55	27,8	29,4	32,1	34,6
56	28,1	29,7	32,4	34,9
57	28,4	30,0	32,6	35,1
58	28,7	30,2	32,8	35,3
59	28,9	30,4	33,0	35,5
60	29,1	30,6	33,2	35,7
61	29,4	30,8	33,4	35,9
62	29,6	31,0	33,6	36,1

Frauen

Summe der 4 Hautfalten in mm	Alter 17-29	30-39	40-49	50+
	Fettmasse % des Körpergewichts			
63	29,8	31,2	33,8	36,3
64	30,2	31,4	34,0	36,5
65	30,3	31,6	34,1	36,7
66	30,4	31,8	34,3	36,9
67	30,6	32,0	34,5	37,1
68	30,8	32,2	34,7	37,3
69	31,0	32,5	35,0	37,5
70	31,2	32,5	35,0	37,7
71	31,4	32,7	35,2	37,9
72	31,6	32,9	35,4	38,1
73	31,8	33,1	35,6	38,3
74	32,0	33,3	35,8	38,5
75	32,2	33,4	35,9	38,7
76	32,4	33,6	36,1	38,9
77	32,6	33,8	36,3	39,1
78	32,8	34,0	36,5	39,3
79	33,0	34,2	36,6	39,5
80	33,1	34,3	36,7	39,6
81	33,3	34,5	36,9	39,8
82	33,5	34,7	37,1	40,0
83	33,7	34,9	37,3	40,2
84	33,9	35,0	37,4	40,3
85	34,0	35,1	37,5	40,4
90	34,8	35,8	38,3	41,2
95	35,6	36,5	39,0	41,9
100	36,4	37,2	39,7	42,6
105	37,1	37,9	40,4	43,3
110	37,8	38,6	41,0	43,9
115	38,4	39,1	41,5	44,5
120	39,0	39,6	42,0	45,1
125	39,6	40,1	42,5	45,7
130	40,2	40,6	43,0	46,2
135	40,8	41,1	43,5	46,7
140	41,3	41,6	44,0	47,2
145	41,8	42,1	44,5	47,7
150	42,3	42,6	45,0	48,2
155	42,8	43,1	45,4	48,7
160	43,3	43,6	45,8	49,2
165	43,7	44,0	46,2	49,6
170	44,1	44,4	46,6	50,0
175		44,8	47,0	50,4
180		45,2	47,4	50,8
185		45,6	47,8	51,2
190		45,9	48,2	51,6
195		46,2	48,5	52,0
200		46,5	48,8	52,4
205			49,1	52,7
210			49,4	53,0

uprailiacus) zum Fettanteil des Körpers in % des Körpergewichts (vgl. DURNIN/ WORMSERLEY 1974

Interpretation der Ergebnisse

Es liegen keine gesicherten Normwerte für den idealen Körperfettanteil in % vor. Die Vorschläge weichen je nach Sichtweise z.T. erheblich voneinander ab. Die folgenden Angaben sollen Ihnen die Interpretation Ihres persönlichen Ergebnisses erleichtern:

Bei Bodybuilding- Athleten wurden vereinzelt Minimalwerte von ca. 2% vor dem Wettkampf gemessen. Zu diesem Zeitpunkt ist das Unterhautfettgewebe fast vollständig eingeschmolzen, um eine maximale "Definition" der Muskulatur zu erreichen. Gut trainierte Ausdauersportler weisen häufig Werte von deutlich unter 10% Körperfett auf. Werte von unter 6% bei Männerrn und unter 9% bei Frauen können aus gesundheitlicher Sicht bedenklich sein. Bei Frauen können sehr geringe Fettwerte Störungen oder das Ausbleiben der Menstruation und eine Abnahme der Knochendichte zur Folge haben. Männliche Sportstudierende erreichen durchschnittlich ca. 15%, Sportstudentinnen ca. 21%. Fettanteile von 27% für Männer (vgl. WECHSLER 1989) und 35% für Frauen können als gesundheitliche Grenzwerte angesehen werden. Stark adipöse und übergewichtige Personen können Extremwerte bis 70% erreichen. Frauen weisen durchschnittlich einen ca. 10% höheren absoluten Fettanteil als Männer auf (vgl. KRÄMER/ULMER 1984), und mit zunehmendem Alter erhöht sich der durchschnittliche Wert unabhängig vom Geschlecht. Die folgenden Angaben können aus gesundheitlicher Sicht als empfehlenswerte Vorgaben angesehen werden(vgl. TRIMMETER o.J.):

Männer:
17-29 Jahre: 15%
30-39 Jahre: 17,5%
40-49 Jahre: 20%
über 50 Jahre: 20%

Frauen:
17-29 Jahre: 25%
30-39 Jahre: 27,5%
40-49 Jahre. 30%
über 50 Jahre: 30%

2.3 Gesundheitsrisiko Übergewicht / Adipositas

In Deutschland leiden ca. 30- 40 % der Gesamtbevölkerung an Übergewicht; in den Industrieländern ist beinahe jeder 3. Mann und jede 2. Frau im Alter über 50 Jahre übergewichtig (vgl. BRUSIS/WEBER 1980 und STRAUZENBERG 1980 in WEINECK 1994).

Übergewicht bzw. Adipositas ist in erster Linie die Konsequenz aus falschen Lebens- und Ernährungsgewohnheiten. Der Übergewichtige ißt in der Regel zu viel und bewegt sich zu wenig. Es kommt zu einer positiven Kalorienbilanz, da die Kalorienaufnahme größer ist als der Kalorienverbrauch. Dies ist mit einer Zunahme des Körpergewichts verbunden, da die überschüssigen Kalorien in Form von Fett gespeichert werden. Die Arbeitsmuskulatur ist bei Adipösen in Relation zum Körpergewicht in der Regel unterentwickelt, die körperliche Leistungsfähigkeit ist herabgesetzt. Da die muskuläre Aktivität schwer fällt, wird die körperliche Inaktivität quasi als Rückkopplung gefördert. Der Einfluß des Erbguts bei der Entstehung von Adipositas, z. B. die Fähigkeit, überschüssige Energie als Wärme abzugeben, ist noch nicht abschließend geklärt. Man kann jedoch davon ausgehen, daß genetische Faktoren eine Rolle spielen. So kann beispielsweise eine familiäre Häufung der Adipositas beobachtet werden.

Übergewicht, bzw. Adipositas, kann als “Mehrfach- Übeltäter” für unsere Gesundheit bezeichnet werden. Neben internistischen und orthopädischen Problemen führt Übergewicht häufig auch zu negativen Effekten auf die Psyche und das soziale Umfeld (vgl. Tab. 11). Aus internistischer Sicht sind die Herz-Kreislauferkrankungen am gravierendsten, da sie zusammen mit den Tumoren in den Industrienationen an erster Stelle der Todesstatistik stehen. Hierbei bezeichnen HOLLMANN et al. (1988) die Adipositas als “Risikofaktor des Risikofaktors”, da die Auswirkungen anderer Risikofaktoren (wie z. B. erhöhter Blutfettspiegel) intensiviert werden. Abb. 5 zeigt, daß stark Übergewichtige bei verschiedenen Krankheitsbildern und Risikofaktoren für Herz-Kreislauferkrankungen, der Zuckerkrankheit (Diabetes mellitus) oder einem hohen Blutfettspiegel (Hyperlipämie), überproportional gefährdet sind.

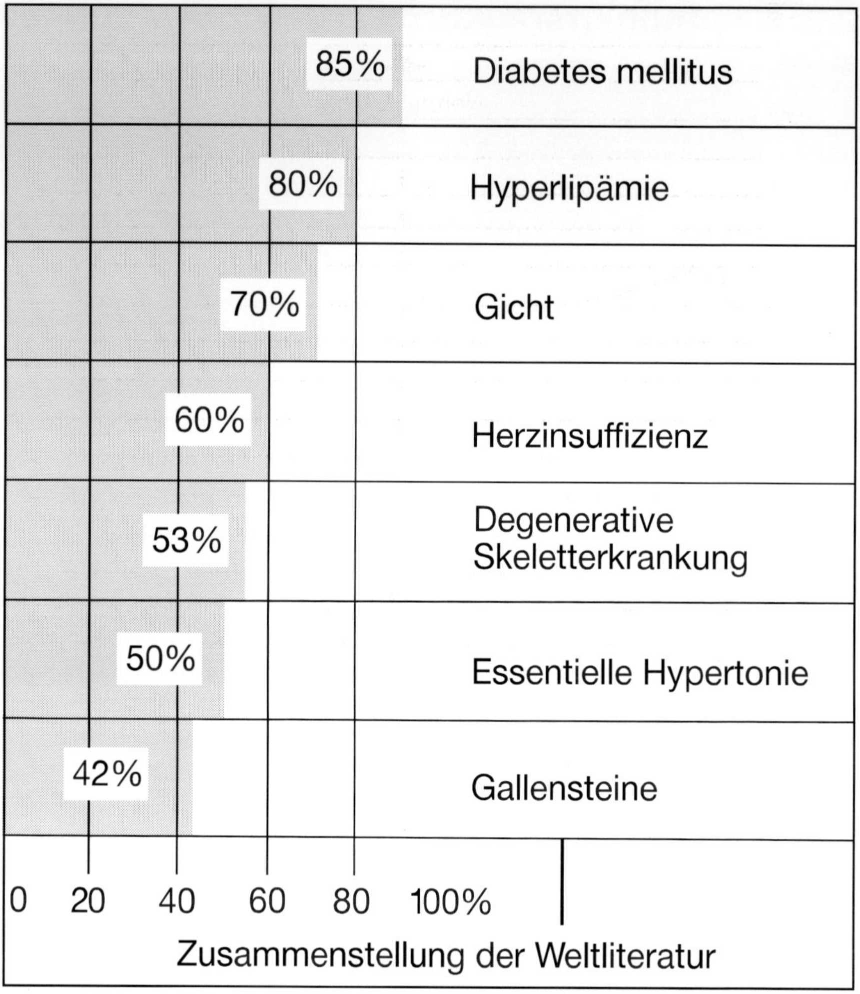

Abb. 5: Anteil der Übergewichtigen an einzelnen Krankheitsgruppen (Zusammenfassung der wissenschaftlichen Literatur nach HEYDEN 1975 in WEINECK 1994).

Auch die Sterblichkeit nimmt mit zunehmendem Übergewicht zu (vgl. Abb. 6).

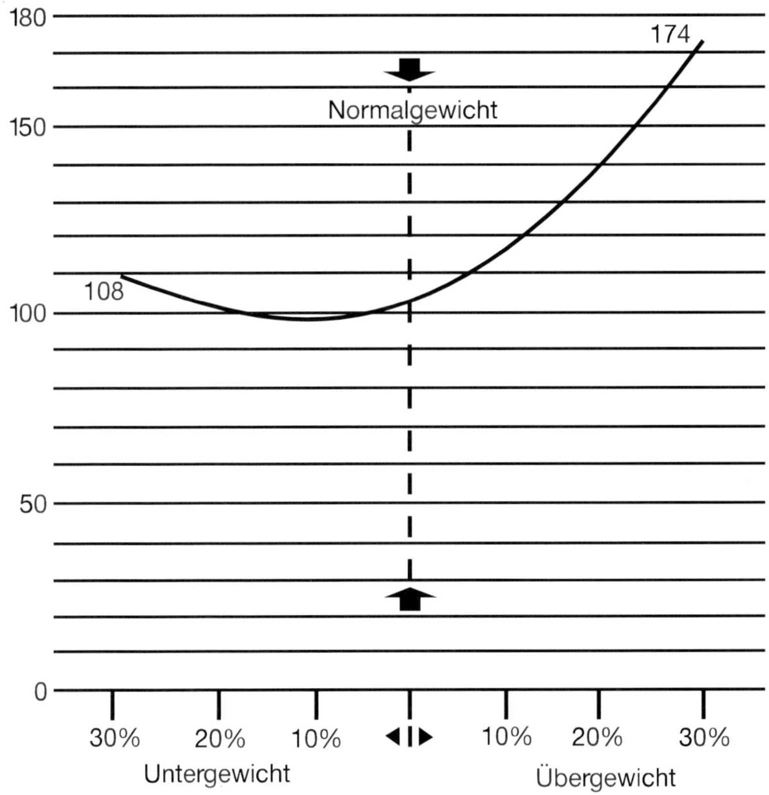

Abb. 6: Die Beziehung zwischen Mortalität und Körpergewicht (nach SCHWANDT 1975 in WEINECK 1994).

Aus orthopädischer Sicht führt die erhöhte Gewichtsbelastung, die in der Regel nicht mit einer adäquaten Zunahme der Muskelkraft durch eine gezielte körperliche Beanspruchung einhergeht, zu einer erheblichen Mehrbelastung des Stütz- und Bewegungsapparats. Dies hat häufig Rückenschmerzen und Gelenkbeschwerden zur Folge, welche die Lebensqualität nachhaltig vermindern können.

Auch im Hinblick auf die Psyche wirkt sich Übergewicht für viele Menschen negativ aus, wenn sich dies in einem geringeren Selbstbewußtsein und Selbstwertgefühl äußert. Eine geringere Attraktivität und kritische negative Rückmeldungen aus dem sozialen Umfeld tragen häufig zu einer zunehmenden Unsicherheit im Bereich der sozialen Kontakte bei.

Tab.11 macht zusammenfassend deutlich, daß starkes Übergewicht bzw. Adipositas mit erheblichen Risiken für die Gesundheit, einer reduzierten Lebenserwartung und häufig auch verminderter Lebensfreude einhergeht.

Übergewicht, Adipositas: Gesundheitsrisiken und weitere negative Folgen

Beeinflußte Bereiche und Organsysteme	**Negative Folgen und Gesundheitsrisiken**
Herz, Kreislauf, Stoffwechsel, Gefäße	• Erhöhte Belastung • Erhöhter Ruhepuls • Erhöhter Blutdruck • Erhöhter Triglyceridspiegel (Hypertriglyceridämie) • Erhöhter Cholesterinspiegel, (Hypercholesterinämie) • Erhöhtes Risiko von Gefäßverkalkung (Arteriosklerose) • Erhöhtes Infarktrisiko • Verringerte Überlebenschance nach Herzinfarkt • Erhöhtes Schlaganfallrisiko • Erhöhtes Risiko einer Zuckerkrankheit (Diabetes mellitus) • Erhöhter Harnsäurespiegel (Hyperurikämie, Gicht) • Erhöhtes Risiko von Krampfadern, Venenentzündungen und -thrombosen
Lunge, Atemwege	• Häufige Kurzatmigkeit • Häufige Atemnot • Pickwick - Syndrom
Verdauung	• Vermehrtes Auftreten von Gallensteinen • Häufige Verstopfung (Obstipation)
Magen, Leber, Bauchspeicheldrüse, Galle, Darm, Gebärmutter	• Erhöhtes Risiko von Geschwüren
Gebärmutter und Eierstöcke	• Vermehrt Regelbeschwerden • Erhöhtes Risiko von Problemschwangerschaften

Stütz- und Bewegungs-apparat	• Erhöhte Gewichtsbelastung, dadurch finden sich vermehrt Wirbelsäulenbeschwerden, insbesondere am unteren Rük-ken • Haltungsschäden • Gelenkbeschwerden vor allem an Knie- und Hüftgelenken • Fußbeschwerden (Häufigeres Auftreten von z.B. Senk- und Spreizfüßen) • Weniger Bewegung • Gesteigerte Unfallhäufigkeit • Nachlassende Bewegungsfähigkeit
Sexualität	• Oftmals Abnahme der sexuellen Aktivität
Aussehen	• Häufig geringere Attraktivität
Kleidung	• Eingeschränkte Möglichkeiten
Psyche	• Häufig geringeres Selbstbewußtsein • Häufig geringeres Selbstwertgefühl
Soziales Umfeld	• Weniger positive, häufiger kritische und negative Rückmel-dungen • Häufig zunehmende Unsicherheit bei der Aufnahme sozialer Kontakte (Partner, Gruppe, ...)

Tab. 11: Die negativen Folgen von Übergewicht und Adipositas.

2.4 Abnehmen - So nicht!

Zur Entstehung unseres Ernährungsverhalten

Unsere Ernährungsgewohnheiten sind das Ergebnis eines jahrelangen Sozialisationsprozesses. Bereits im Kindesalter übernehmen wir Meinungen, entwickeln Vorlieben und Abneigungen, erleben gute und schlechte Vorbilder, hören Kommentare zum Essen und bauen so ein relativ stabiles Eß- und Ernährungsverhalten auf, an dem wir festhalten und das nicht leicht zu verändern ist. Dieser Vorgang erfolgt unbeabsichtigt, ohne kognitive Steuerung und unbewußt. Teil dieses Sozialisationsprozesses sind Standardaussagen, die sich rund um das Essen ranken und den meisten von uns gut bekannt sind. So lassen sich einige Aspekte unseres z. T. gesundheitsgefährdenden Ernährungsverhaltens einfach und einleuchtend erklären.

Typische Aussprüche rund ums Essen/Körpergewicht
1. Iß, damit du groß und stark wirst. 2. Unser Kind ist Gott sei Dank ein guter Esser. 3. Jetzt in der Schwangerschaft, da mußt du für zwei essen. 4. Du hast nicht alles aufgegessen- hat es dir nicht geschmeckt? 5. Da steht man den ganzen Tag in der Küche, und dann eßt ihr so wenig. 6. Ich bin nicht dick, ich habe nur schwere Knochen. 7. Ich schufte den ganzen, langen Tag. Am Abend brauche ich etwas Warmes im Bauch, mein Bier und meine Ruhe. 8. Nach dem Sport, da zischen die Bierchen so richtig durch die Kehle. 9. Ein Mann ohne Bauch ist wie ein leerer Sack.

Tab. 12: Unser Ernährungsverhalten im Spiegel von Aussprüchen rund ums Essen.

Die Mißachtung der kalorischen Gleichung

Die kontinuierliche Aufnahme, Umwandlung und Abgabe von Stoffen ist ein entscheidendes Merkmal des Lebens. Durch die Ernährung führen wir dem Organismus die Substanzen zu, die für die Aufrechterhaltung der Lebensvorgänge notwendig sind. Die aufgenommenen Nährstoffe werden auf biochemischem Wege in Energie umgewandelt.

Die verbindliche Maßeinheit für Energie im Bereich der Ernährung ist "Joule", benannt nach dem englischen Physiker James Prescott Joule (1818-1889).

1J = 1Nm (Newtonmeter) = kg x $1m^2$ x s^{-2} = 1 Ws (Wattsekunde)
1J = 0,239 cal
1 cal = 4,186 J

(vgl. KETZ/BAUM 1986).

Die Abgabe von Energie wird vom Energiebedarf des Menschen bestimmt, der im Überblick in Abb.7 dargestellt ist.

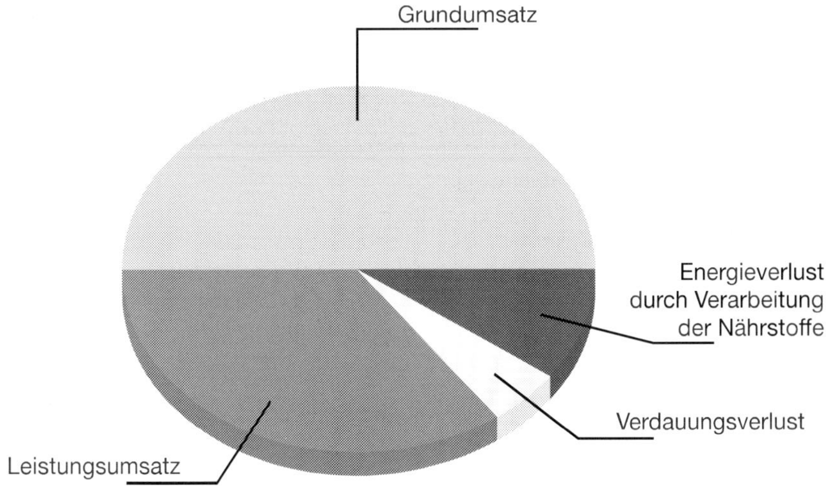

Abb. 7: Zusammensetzung des Energiebedarfs bei normaler körperlicher Belastung (verändert nach WEINECK 1994).

Der Grundumsatz des Mannes beträgt als grobe Faustregel ca. 4,2 KJ (1 kcal.) pro kg Körpergewicht pro Stunde, wobei allerdings weitere Faktoren wie z.B. das Alter oder die Körperoberfläche unberücksichtigt bleiben.

Der Grundumsatz der Frau ist aufgrund der geringeren Muskelmasse, des niedrigeren Anteils an männlichen Sexualhormonen und der besseren Wärmeisolierung (höherer Fettanteil) um 6-10% geringer. Etwa 60% des Grundumsatzes werden für die Wärmeproduktion benötigt.

Der Leistungsumsatz kann äußerst stark variieren. Ein bewegungsfauler “Bett-, Auto-, Fahrstuhl-, Schreibtisch-Energiesparer” hat einen sehr reduzierten, ein bewegungsfreudiger “gehender, treppensteigender, fahrradfahrender, trainierender Energieverschwender" einen sehr hohen Energieverbrauch. Ausschlaggebend ist die Masse der eingesetzten Muskulatur, die Dauer und Intensität der körperlichen Aktivität.

Bei normaler Mischkost beträgt der Energieverlust, der durch die Verdauungsarbeit, die Resorption und die Umsetzung der Nährstoffe eintritt, ca. 6-10% des Gesamtenergiebedarfs.

Ein Teil der aufgenommenen Nahrung durchquert den Organismus ungenutzt und wird wieder ausgeschieden. Bei ballaststoffreicher Ernährung kann dieser Anteil auf ca. 10% der zugeführten Kalorien ansteigen (vgl. WEINECK 1994).

In jedem Fall gilt das allgemeingültige Gesetz der kalorischen Gleichung:

- Halten sich Energieaufnahme und -verbrauch die Waage, bleibt das Körpergewicht gleich.
- Übersteigt die Energieaufnahme den -verbrauch, nimmt das Körpergewicht zu.
- Übersteigt der Energieverbrauch die -aufnahme, nimmt das Körpergewicht ab.

Der Sachverhalt der kalorischen Gleichung ist prinzipiell sehr einfach. Es gilt: Wer zunimmt, ißt mehr, als er an Energie ausgibt. Übersteigt die Energieaufnahme langfristig den Energieverbrauch ist jeder Versuch der Gewichtsreduzierung zum Scheitern verurteilt. Wenn der Vorgang der Gewichtsregulierung so einfach ist, warum haben so viele Menschen damit so große Probleme, warum scheitern sie immer wieder beim Kampf um die Pfunde? Die Gründe liegen in der Vielschichtigkeit des Problems, in der Verwobenheit der Lebensbereiche und in der großen Anzahl von Einflußfaktoren, wie z.B.:

- Genetische Voraussetzungen: Körperbau, Verteilungsschema des Fettanteils am Körper, möglicherweise die Aktivität/Passivität des Stoffwechsels sowie die Thermogenese (Wärmehaushalt).
- Ernährungsverhalten: Ernährungsgewohnheiten sowie Art, Menge und Häufigkeit der Nahrungszufuhr.

- Bewegungsverhalten: "Gewachsene" Bewegungsgewohnheiten, Bewegungsbedürfnisse, mit dem Sport verbundenen positiven oder negativen Erfahrungen (Erfolg, Selbstbestätigung, Freude, Kameradschaft).
- Risikofaktoren, Erkrankungen, körperliche Einschränkungen.
- Soziale Einflußfaktoren: Gesellschaftliche Normen und Wertvorstellungen (Schönheits-, Körperideale), Partner, Familie, Freunde, Ausbildungs- und Bildungsniveau, Kenntnisse, Beruf, zur Verfügung stehende Freizeit.
- Psychische Faktoren: Streßbewältigungsressourcen, Überforderung, Unterforderung, Anerkennung, Suchtverhalten.
- Klimatische, geographische Voraussetzungen.

Fehlende Akzeptanz der genetischen Voraussetzungen

Der Schlankheitswahn unserer Zeit trägt vermutlich dazu bei, daß viele Frauen mit Normalgewicht eine Diät beginnen und junge Mädchen in die Magersucht getrieben werden. Unterscheiden Sie zwischen gesundheitsgefährdendem und unattraktivem Übergewicht und nicht sehr schlankem Aussehen und Mannequinfigur. Akzeptieren Sie Ihre Erbanlagen, Ihren Körperbau und Ihre vorgegebenen Fettverteilungsmuster (vgl. Problemzonen). Möglicherweise sind auch die Fähigkeit zur Wärmeabgabe oder ein persönlicher Fett-Vorgabe-Wert genetisch bedingt. Der Fett-Vorgabe-Wert könnte ein innerer Kontrollmechanismus sein, der unseren Körperfettanteil konstant hält, wenn wir uns normal, ohne besondere Vorgaben, ernähren. Durch Diäten soll dieser Wert nicht zu beeinflussen sein, was dazu führt, daß nach Beendigung der Diät und dem Übergang zu normaler Ernährung der ursprüngliche Zustand wiederhergestellt wird. Regelmäßiges körperliches Training kann den Fett-Vorgabe-Wert möglicherweise senken, wenn das Training beibehalten wird. Ein zuverlässiger wissenschaftlicher Nachweis für die Existenz des Fett-Vorgabe-Wertes steht jedoch noch aus.

Untaugliche Einzelmaßnahmen

Übergewicht ist ein komplexes Syndrom, das den ganzen Menschen umfaßt und deshalb auch nicht punktuell, durch Einzelaktionen behoben werden kann. Dennoch versuchen viele Menschen immer wieder, eine Dauerlösung durch gezielte, zeitlich begrenzte Einzelmaßnahmen zu erreichen- leider in den meisten Fällen vergeblich.

- FdH ("Friß die Hälfte") ist nicht erfolgreich.
  Die Halbierung der Kalorienzahl wird in der Praxis häufig durch das Streichen einer Mahlzeit, meistens das Mittagessen, versucht. Das starke Absinken des Blutzuckerspiegels führt zu starkem Hungergefühl, Leistungsabfall und verstärkter Kalorienaufnahme am Abend. Die Maßnahme ist unausgewogen, kann zu Mangelerscheinungen führen und wird sehr oft nach kurzer Zeit wieder aufgegeben.
- Alkohol und Rauchen ersetzen das Essen nicht.
  Dies ist das schlimmste Fehlverhalten, denn es bedeutet, den "Teufel mit dem Beelzebub" auszutreiben. Das Gesundheitsrisiko Übergewicht soll mit den schwerwiegenden Risikofaktoren Nikotin und Alkohol bekämpft werden. Die Folgen sind gravierend: Rauchen schädigt u.a. die Lunge (Lungenkrebsrisiko), die Gefäße (Arterioskleroserisiko) und die Magenschleimhaut (Risiko von Magenschleimhautentzündung), Alkohol liefert sehr viele leere Kalorien und schädigt z.B. Leber und Gehirn.
- Schlankheitsmittel, Entwässerungstabletten und Abführmittel sind keine Lösung.
  Chemische Appetitzügler, Abführmittel (Laxantien) und Entwässerungstabletten (Diuretika) bergen in vielen Fällen gesundheitliche Risiken und haben z.T. erhebliche Nebenwirkungen. Häufig besteht der kurzfristige Gewichtsverlust lediglich in einem Ausschwemmen von Körperflüssigkeit, die der Organismus in kurzer Zeit wieder aufnimmt. Füll- und Quellstoffe mit Sättigungswirkung und Enzyme ("fatburner") besitzen bei bestimmungsgemäßer Anwendung diese Risiken nicht. Ihre Anwendung ist jedoch nur in Kombination mit anderen Maßnahmen sinnvoll.
- Diätetische Lebensmittel und Schlankheitsmahlzeiten lösen das Problem auf Dauer nicht.
  Die Einnahme der nach Diätverordnung standardisierten Produkte in Form von Getränken, Pulver oder Fertigmahlzeiten erscheint einfach und bequem. Sie können auch dazu beitragen, Mangelerscheinungen vorzubeugen und Diätfehler zu vermeiden. Dennoch sind sie keine Dauerlösung, weil sie die Menschen vom Produkt abhängig machen, auf die Dauer teuer sind und die notwendige Verhaltensänderung nicht bewirken (vgl. HAMM, 1992).

- Sporadisch betriebener Sport taugt nicht als Kalorienfresser.
Die Energiemenge, die durch die sportliche Aktivität selbst verbrannt wird, ist zu gering, um einen nennenswerten Abnehmeffekt zu erzielen (vgl. Energieverbrauch bei sportlicher Betätigung, S. 77/78). Daher muß unterschieden werden zwischen unregelmäßigen sportlichen Aktionen, mit denen keinerlei gewichtsreduzierend wirkende Nebeneffekte erreicht werden und einem regelmäßig betriebenen Training, das eine wichtige Hilfe für eine langfristige Gewichtskontrolle darstellt (z.B. Aufbau einer größeren stoffwechselaktiven Muskelmasse, Stoffwechselumstellung).
- Ein punktueller Fettabbau ist nicht möglich.
Ein sogenanntes "spot reducing" des Körperfetts, d.h. das Verringern des Unterhautfettgewebes gezielt an einzelnen Körperstellen, ohne Fettabnahme an anderen Stellen, ist nicht möglich. Der Fettab- und aufbau ist zentral gesteuert und folgt einem für den ganzen Körper genetisch festgelegten Schema. Sollen die Fettpolster an den Problemzonen, z.B. Bauch, Gesäß oder Oberschenkel, reduziert werden, ist ein Fettabbau am ganzen Körper notwendig. Allerdings kann durch ein spezielles Krafttraining (vgl. Band 1, Kapitel Krafttraining) eine gezielte Gewebestraffung an bestimmten Körperstellen mit optisch z.T. eindrucksvollen Effekten erreicht werden.

Dauerirrtum Diäten

Alle Versuche, eine langfristige, bleibende Gewichtsreduzierung allein durch Diätkuren zu erreichen, sind in der Mehrzahl der Fälle gescheitert. Mehrere Gründe sind für diese erstaunliche Tatsache verantwortlich (vgl. BOECKH-BEHRENS, 1988).

- Eine strenge Diät baut Wasser, Fett und Muskeln ab.
Eine drastische Diät, bei welcher die Kalorienaufnahme pro Tag unter 1200 Kalorien liegt, führt anfangs zu rascher Gewichtsabnahme. Der "Notzustand" zwingt den Körper dazu, auf eigene Reserven zurückzugreifen. In einer Art "Eigenkannibalismus" verbrennt er nicht nur Fett, sondern greift auch körpereigenes Eiweiß an. Ein erheblicher Teil des anfänglichen Gewichtsverlustes kann aus festem Muskelgewebe bestehen, der Rest ist Wasser und Fett. Wenn mehr Eiweiß als Fett abgebaut wird, verschlechtert sich die Körperzusammensetzung. Trotz des Gewichtsverlustes hat der Fastende anschließend einen

höheren prozentualen Fettanteil am neuen Körpergewicht als vorher (vgl. Abschnitt Körperzusammensetzung, S. 50). Durch ein begleitendes Krafttraining kann der Abbau von Muskulatur erheblich vermindert werden.

- Das Überlebenssyndrom.
  Eine plötzliche starke Einschränkung der Energiezufuhr zwingt den Organismus dazu, auch seine Energieabgabe zu reduzieren. Unsere Urvorfahren erlebten häufig Hungersnöte und in Ländern der Dritten Welt sind Ernährungskatastrophen auch heute keine Seltenheit. Der Stoffwechsel des Menschen ist auf das Überstehen starker Notzeiten gewissermaßen trainiert. Eine strikte Diät stellt für den heutigen Menschen eine ebensolche entbehrungsreiche Zeit dar. Der menschliche Körper reagiert heute ebenso darauf wie damals. Der gesamte Organismus schaltet auf einen Sparhaushalt um. Der Stoffwechsel wird erheblich verlangsamt, spontane körperliche Aktivität wird auf ein Minimum reduziert, der Wärmeverlust durch die Körperoberfläche wird verringert, indem die Haut schlechter durchblutet wird.
  Der Organismus schränkt seinen Kalorienbedarf derart ein, daß er mit erheblich geringeren Energiemengen auskommen kann. Nach dem Ende der Diät tritt das Gegenteil ein. Einem biologischen Grundgesetz folgend, begegnet der Körper einem Abbau von Substanz immer mit einer Überkompensation, d.h. er gleicht den Verlust nicht nur aus, sondern baut mehr Substanz auf als ursprünglich vorhanden war. Das abgebaute Fett wird deshalb nicht nur ersetzt, sondern es wird gegebenenfalls sogar - als Schutz gegen erneute Hungerperioden - noch mehr Fett angelagert. Zusätzlich wird ein Teil der verlorengegangenen Muskelmasse durch Fett ersetzt. Eine Diät kann sich dadurch als kontraproduktiv erweisen. Die Körperzusammensetzung kann sich verschlechtern und das Übergewicht vergrößern.
- Das Jo-Jo-Phänomen.
  Das Jo-Jo-Phänomen hängt mit dem Überlebenssyndrom aufs engste zusammen. Es beschreibt den typischen Leidensweg eines Menschen, der versucht, durch wiederholte Diätkuren sein lästiges, gesundheitsschädliches Übergewicht zu beseitigen. Wenn der Abnehmwillige sich nach mehreren Monaten von der Frustration des Fehlschlages seines ersten Diätversuches wieder erholt hat, macht er sich mit guten Vorsätzen und eisernem Willen an den zweiten Versuch. Dieser endet nach langer Schlacht schließlich wie der erste. Auch beim 3. und 4. Mal geht es nicht besser. Das als Jo-Jo-Phänomen beschriebene Auf und Ab des Körpergewichts ist aufgrund der wiederholten Mißerfolge nicht nur psychisch äußerst frustrierend, sondern beinhaltet auch

gesundheitliche Gefahren. Darüber hinaus stellt es einen negativen Trainingseffekt für den Stoffwechsel dar, der durch die wiederholten, erzwungenen Anpassungsreaktionen immer besser lernt, rasch auf Energiesparen umzuschalten und, nach Absetzen der Diätkur, immer schneller Energie zu speichern. Dies bedeutet, der Fastende nimmt bei jeder erneuten Diät immer weniger ab und anschließend immer schneller, immer mehr zu. Das Ergebnis sind nicht selten ein noch größeres Übergewicht und ein negativ getrimmter Stoffwechsel.

- Spezialdiät - die letzte Rettung?
  Diätenvorschläge haben immer Konjunktur. Übergewichtige Menschen sind aufgrund ihres Leidensdrucks in fast unbelehrbarer Weise unentwegt auf der Suche nach der magischen Eßformel, die ihnen wieder zu einem schlanken, attraktiven Äußeren verhilft. Der Buch- und Zeitschriftenmarkt deckt diesen Bedarf und bietet immer wieder neue Wunderdiäten und Erfolgsrezepte.
  Den meisten dieser Methoden ist eines gemeinsam: Sie erzielen durch eine einseitige, reduzierte Nahrungszufuhr rasche Anfangserfolge. Langfristige Änderungen können Sie jedoch meistens nicht erreichen. Die Monotonie der Ernährung führt häufig zu frühzeitigem Abbruch. Darüber hinaus bergen solche einseitigen Gewaltkuren durchaus ernstzunehmende gesundheitliche Risiken in sich. Aufgrund des unausgewogenen Verhältnisses der angebotenen Nährstoffe können Mangelerscheinungen zur Aufgabe der Diät führen.

Eine Zusammenfassung ausgewählter Diäten bietet Tab. 13.

Diätform	Prinzip	Beurteilung
Einseitige Diäten	Fast jedes Lebensmittel wurde schon einmal in den Mittelpunkt einer Schlankheitsdiät gestellt: Eier, Steaks, Fisch, Zitronensaft, Bananen, Kartoffeln oder Körner	Je einseitiger die Lebensmittelauswahl, desto größer die Gefahr von Mangelerscheinungen und letztlich auch von Diätabbrüchen. Einzelne "schlankmachende" Lebensmittel gibt es nicht.
Trennkost	Zeitliche Trennung von Kohlenhydraten und Eiweißen bei den Mahlzeiten	Praktisch schwer durchführbar. Stoffwechselphysiologisch nicht sinnvoll. Abnahmeerfolge nur bei Kalorieneinschränkung.
Fit for life	Trenn-Kost-Prinzip ("zum Frühstück nur Obst")	Wissenschaftlich unbegründet. Zu wenig Getreideprodukte und andere Stärketräger; bei Verzicht auf Milch und bei geringem Verzehr von Milchprodukten Gefahr von Calciummangel.
Diäten mit extremer Nährstoffrelation	Oft werden Kohlenhydrate pauschal als Dickmacher verbannt. Man darf dann nur eiweiß- und fetthaltige Lebensmittel essen.	Wenn ein Erfolg eintritt, dann meist nur dadurch, daß man durch die ungewohnte Speisenzusammenstellung weniger ißt. Bei Daueranwendung Gefahr von Mangelerscheinungen und Stoffwechselbelastungen durch zuviel Fett, Cholesterin und Purine (=Harnsäurebildner).
Fasten (Null-Diät, Saft-Fasten, proteinergänztes Fasten)	Geringe bis keine Energiezufuhr, aber reichlich Trinkflüssigkeit. Am besten Tee, Mineralwasser, Gemüsebrühen und -säfte, Trinkmolke. Fasten ist mehr eine Schlankheitsmaßnahme, sollte aber mit einem Arzt abgestimmt werden.	Gewichtsverluste beim strengen Fasten beruhen zum großen Teil auf Wasserverlusten und Abbau von Muskeleiweiß. Diesen kann man geringer halten, falls standardisierte Proteingetränke, Buttermilch oder Molke getrunken wird und man körperlich aktiv ist.

Tabelle 13: Charakteristik und Beurteilung ausgewählter Diätformen (vgl. DR. LOGES o.J.).

2.5 Sport und Energieverbrauch

Der vorangegangene Abschnitt zeigt, daß zeitlich begrenzte, drastische Diätmaßnahmen kein wirksames Mittel sind, um allein damit eine dauerhafte Optimierung des Körpergewichts und der Körperzusammensetzung zu erreichen. Eine andere Möglichkeit zur Erhöhung des Kalorienverbrauchs ist die Steigerung der körperlichen Aktivität. Jedes körperliche Training ist mit einer Erhöhung des Energieumsatzes verbunden. Das Ausmaß des gesteigerten Energieverbrauchs ist u.a. abhängig von der Sportart, der Trainingsdauer und der Belastungsintensität. Der Kalorienverbrauch ist um so größer, je länger und intensiver trainiert wird und je mehr Muskelgruppen dynamisch beansprucht werden. Es liegt der Schluß nahe, im Sport ein Mittel der Gewichtsreduktion in der Hand zu haben, d.h. eine Möglichkeit, den überflüssigen Pfunden wegzulaufen, wegzuradeln, wegzuschwimmen etc. Der unmittelbare Effekt einer sportlichen Betätigung in Hinblick auf die Körpergewichtsabnahme wird jedoch in der Praxis oftmals überschätzt. Tabelle 14 zeigt den Kalorienverbrauch bei unterschiedlichen Sportarten unter bestimmten Belastungsbedingungen.

Tätigkeit	Intensität	Energieverbrauch (KJ/kg/h)
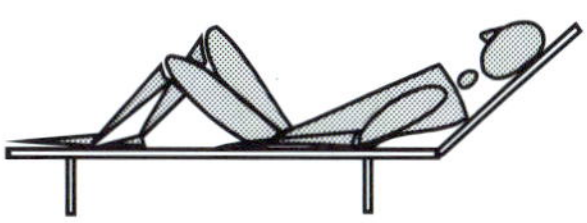 Liegen	-	4,2
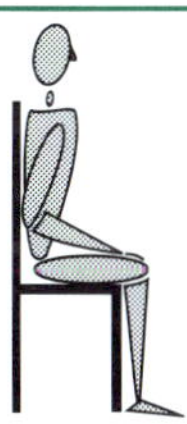 Sitzen	-	5,5
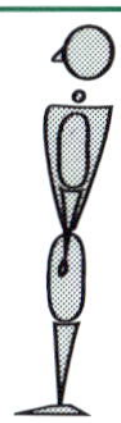 Stehen	-	6,4

Tätigkeit	Intensität	Energieverbrauch (KJ/kg/h)
Gehen 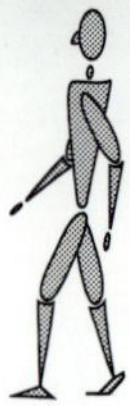	1,50 m/s (5,4 km/h) 1,66 m/s (6,0 km/h) 1,75 m/s (7,0 km/h) bergan mit 2 m/s	13,2 15,5 23,3 60,0
Laufen 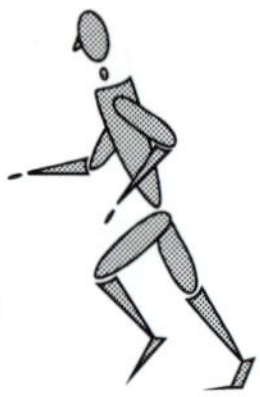	3,30 m/s (11,9 km/h) 4,20 m/s (15,1 km/h) 5,00 m/s (18,0 km/h)	45,2 50,6 62,8
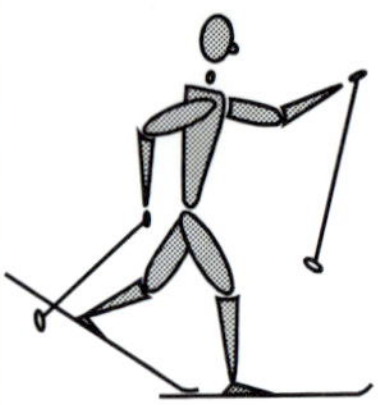 Skilanglauf	2,20 m/s (7,9 km/h) 3,80 m/s (13,7 km/h) 4,20 m/s (15,1 km/h)	50,2 64,8 70,3
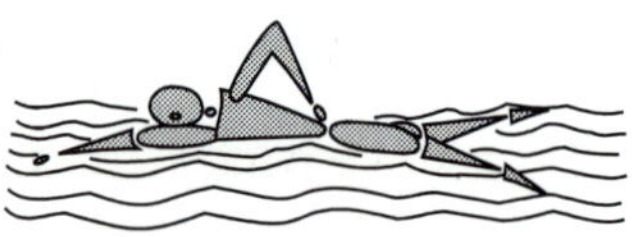 Schwimmen	0,33 m/s (1,19 km/h) 0,90 m/s (3,24 km/h) 1,00 m/s (3,6 km/h)	18,4 52,7 87,9
Radfahren 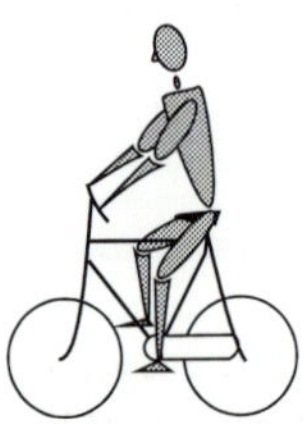	10 km/h 15 km/h 20 km/h 30 km/h	14,3 22,5 32,3 50,2

Berechnung des Energieverbrauchs auf dem Fahrradergometer und beim Laufen

Den Energieverbrauch (Anhaltswerte) beim Fahrradergometer- und Laufausdauertraining kann jeder Fitnessportler auch leicht selbst errechnen. Hierbei wird folgendermaßen vorgegangen:

Fahrrad

1. Die Berechnung der Sauerstoffaufnahme ($\dot{V}O_2$) auf dem Fahrradergometer, geschieht nach der Formel:
$\dot{V}O_2$ in ml/min = 300 (Ruheumsatz) + 12 x Wattbelastung (vgl. ROST/ HOLLMANN 1982)

Beispiel: Es wird ein Training auf dem Fahrradergometer bei einer Belastung von 100 Watt durchgeführt.
$\dot{V}O_2$(ml/min) = 300 + 12 x 100 = 1500
Die Sauerstoffaufnahme beträgt bei dem gewählten Beispiel bei 100 Watt ca. 1500 ml/min.

2. Da ein Sauerstoffdurchsatz von 200 ml ca. 1 kcal entspricht, werden bei einer $\dot{V}O_2$ von 1500 ml also ca. 7,5 kcal/min (1500:200) verbraucht. Ein 30minütiges Radfahren bei 100 Watt (= $\dot{V}O_2$ von 1500 ml/min) entspricht demnach einem Energieverbrauch von ca. 7,5 x 30 = 225 kcal.

	Sauerstoffaufnahme $\dot{V}O_2$ (ml/min)	Energieverbrauch (kcal/min)	Energieverbrauch in 10 min (kcal)	Energieverbrauch in 30 min (kcal)
50	900	4,5	45	135
100	1500	7,5	75	225
150	2100	10,5	105	315
200	2700	13,5	135	405
250	3300	16,5	165	495

Tab. 15: Anhaltswerte für den Energieverbrauch auf dem Fahradergometer.

Links: Tab. 14: Anhaltspunkte für den Energieverbrauch in Kilojoule pro Stunde pro kg Körpergewicht bei verschiedenen Tätigkeiten (modifiziert nach DIEBSCHLAG 1985).

Laufen

1. Für die Berechnung der Sauerstoffaufnahme ($\dot{V}O_2$) beim Laufen, liegt folgende Formel zugrunde:
$\dot{V}O_2$ (in ml/min/kg)=Laufgeschwindigkeit (km/h) x 3,656-3,99
oder
$\dot{V}O_2$ (in ml/min/kg)=Laufgeschwindigkeit (m/s) x 13,162-3,99 (vgl. SCHÜRCH 1987)

Beispiel: Eine 70kg schwere Person läuft 30 Minuten mit einer Laufgeschwindigkeit von 10km pro Stunde.
$\dot{V}O_2$ (in ml/min/kg)= 10 (km/h) x 3,656-3,99=32,57
Die Sauerstoffaufnahme beträgt also bei der Geschwindigkeit von 10km pro Stunde 32,57ml pro Minute pro kg Körpergewicht. Da die Person im gewählten Beispiel 70kg schwer ist, wird der Wert von 32,57ml mit 70 multipliziert. Als Sauerstoffaufnahmewert ergibt sich somit 32,57 x 70 = 2280 ml/min.

2. Da auch hier 1 kcal in etwa einem Sauerstoffdurchsatz von 200 ml entspricht, liegt ein Energieverbrauch pro Minute bei der vorgegebenen Geschwindigkeit von ca. 11,4 kcal (2280 : 200) vor. Bei einem Lauf von 30 Minuten Dauer entspricht dies bei der gewählten Geschwindigkeit insgesamt einem Umsatz von 30 x 11,4 = 342kcal.

Zusätzliche Effekte von Training auf den Energieverbrauch:

- Körperliche Arbeit ist gleichzeitig ein wirksames Stoffwechseltraining. Durch ein regelmäßiges Ausdauertraining wird nicht nur Energie verbraucht, es werden auch Stoffwechselwege entwickelt, die sich gegen einen Masteffekt richten. Dies bedeutet, daß Veränderungen im Stoffwechsel erfolgen, die der Speicherung von Fett entgegenwirken, d.h. die Fettablagerung kann erschwert werden (vgl. ISRAEL 1978).
- Ein interessanter physiologischer Aspekt im Zusammenhang mit dem Ausdauertraining ist der oft beobachtete Appetitmangel nach dem Training (vgl. WEINECK 1994). Diskutiert werden dabei als Ursachen u.a. die erhöhte Körpertemperatur sowie die belastungsinduzierte Katecholaminerhöhung und der erniedrigte Insulinspiegel.
- Es werden auch indirekte Wirkungen des Sports auf das Eßverhalten beobachtet.

Die beim Sport verbrauchte Zeit steht nicht für die Nahrungsaufnahme zur Verfügung. Da auch unmittelbar vor der sportlichen Aktivität nichts gegessen werden sollte, verlängert sich die "eßfreie" Zeitspanne. Dies ist ein wesentlicher Aspekt insbesondere für Dauer- und Gewohnheitsnascher. Eine weitere indirekte Wirkung des Trainings auf das Eßverhalten bezieht sich auf die "Langeweile- und Frustesser". Durch die körperliche Aktivität kommt es zu einer Ablenkung auf andere, vom Essen unabhängige Inhalte und zu der

- Verbesserung der subjektiven Befindlichkeit.

Fettgewebe benötigen weniger Kalorien zum Substraterhalt als Muskelgewebe. Deshalb liegt der Grundumsatz bei Frauen aufgrund des vergrößerten Fettanteils und der verringerten Muskelmasse um ca. 6 - 10% niedriger als bei Männern (vgl. DIEBSCHLAG 1985). Krafttrainierte Personen mit erhöhter Muskelmasse weisen dagegen einen höheren Grundumsatz auf, da Muskelgewebe stoffwechselaktiver als Fettgewebe ist und somit mehr Kalorien verbraucht.

Training zur Vorbeugung von Übergewicht

Die vorgestellten Berechnungen und die Tabellen 15 und 16 zeigen, daß der Kalorienverbrauch, der durch körperliche Aktivität erzielt wird, bei der Reduzierung eines bereits bestehenden Übergewichts nicht die oftmals erhoffte Rolle spielt. Bei der Vorbeugung von Übergewicht dagegen kann regelmäßiges körperliches Training sehr wirksam sein. Das folgende Beispiel erläutert diesen Sachverhalt:

Übergewicht entsteht nicht von heute auf morgen, sondern über Monate und Jahre hinweg bei einer unausgeglichenen Energiebilanz, indem ständig mehr Kalorien zugeführt als verbraucht werden. Der Schwerpunkt der Gewichtszunahme erfolgt dabei häufig zwischen dem 30. und 50. Lebensjahr. Wenn wir eine gleichmäßige Gewichtszunahme von 10 kg innerhalb von 10 Jahren annehmen, entspräche dies einem Gewichtszuwachs von 1 kg pro Jahr, verteilt auf 365 Tage, von knapp 3 g pro Tag (= 21g pro Woche). Die Menge von 21g pro Woche kann problemlos durch einen langsamen Dauerlauf von 15-20 Minuten getilgt werden (vgl. HOLLMANN et al. 1983).

- Nicht nur Ausdauertraining, sondern auch Krafttraining kann zur Fettreduktion beitragen. Aus Sicht der Körpergewichtsreduktion ist allerdings dem Ausdauertraining der Vorzug zu geben, da hier bei gleicher Trainingszeit deutlich mehr Energie verbraucht wird. Eine besondere Bedeutung kommt der Belastungsdauer zu. Dabei ist es günstiger, eine Dauerbelastung über einen längeren Zeitraum (30 Minuten und mehr) mit geringerer Intensität durchzuführen als über eine kurze Belastungsphase mit höherer Intensität. Um orthopädische Probleme zu vermeiden, wird stark Übergewichtigen für das Ausdauertraining eher das Radfahren empfohlen, da hier das Körpergewicht auf dem Trainingsgerät lastet. Das Krafttraining stellt eine sehr gute Ergänzung zur Gewichtsregulierung dar, da das Gewebe zusätzlich gestrafft und die Muskulatur gestärkt und definiert wird. Vor Aufnahme eines körperlichen Trainings sollte eine ärztliche Untersuchung zur Überprüfung der Gesundheit und körperlichen Leistungsfähigkeit stehen.

2.6 Änderung des Ernährungs- und Bewegungsverhaltens

Einzelmaßnahmen greifen nicht, wenn es darum geht, Übergewicht abzubauen, den Körper zu formen und die Leistungsfähigkeit zu erhöhen. Betrachtet man die durch Sport verbrauchte Energiemenge, so wird deutlich, daß allein durch körperliche Aktivität keine nennenswerte Gewichtsreduktion möglich ist, es sei denn, es wird langfristig und täglich trainiert. Bewerten wir die Chancen, die bestehen, allein durch eine kurzfristige Umstellung der Ernährung, z.B. eine Diät, dauerhaft abzunehmen und die Körperzusammensetzung zu verbessern, dann müssen wir erkennen, daß auch diese Chancen in der Regel gering sind.

Erfolgreich ist dagegen eine Kombination aus regelmäßigem Training und einer qualitativen und/oder quantitativen Umstellung der Ernährung. Erst die konsequente Realisierung beider Maßnahmen, der Erhöhung des Kalorienverbrauchs durch Sport und der Reduzierung der Kalorienaufnahme durch eine Ernährungsumstellung, führt zu einer unterkalorischen Energiebilanz als Grundlage zum Abnehmen oder zu einer ausgewogenen Energiebilanz, um das Körpergewicht konstant zu halten. Dabei ist der Umstellungsprozeß von Anfang an langfristig anzulegen. Kurzfristige Gewaltkuren mit einer Kalorieneinschränkung unter 1200 bis 1000 kcal pro Tag aktivieren das Überlebenssyndrom (vgl. S. 74), drosseln den Stoffwechsel, schmelzen Muskelgewebe ein und verschlechtern die Körperzusammensetzung. Das Übergewicht ist am besten in Form einer dauerhaften Veränderung des Ernährungs- und Bewegungsverhaltens zu besiegen. Dieser lebenslange Prozeß darf nicht als quälende Überwindung und streßbeladener Kraftakt empfunden werden, weil er in diesem Fall niemals dauerhaft durchgehalten werden kann. Die Umstellung sollte vielmehr aus voller Überzeugung erfolgen und mit Freude genossen werden. Ist es doch motivierend und vitalisierend, kontinuierlich überflüssige Pfunde zu verlieren, den Stoffwechsel zu aktivieren, die Muskulatur auf- und Fett abzubauen und den Körper zu straffen und zu formen. Die Stabilisierung des neuen Gewichts ist jetzt auch viel leichter möglich, weil die zusätzliche Muskelmasse die Kalorien effizienter verbrennt als Fettgewebe. Dabei geht es darum, sich realistische, nahe Teilziele zu setzen und langsam, aber sicher abzunehmen.

Was gefordert wird, ist eine vollständige Verhaltensänderung, die wie bei Streßmanagement, Suchtbekämpfung und Umwelterziehung vom ganzen Menschen mitgetragen werden muß, wenn sie auf Dauer erfolgreich sein soll (vgl. Band 1, Kapitel Grundlagen, die Schritte zur Verhaltensänderung).

2.7 Literatur

BOECKH-BEHRENS, W.-U.:
Fit durchs Leben. Krefeld 1988.

DEUTSCHE GESELLSCHAFT FÜR ERNÄHRUNG (Hrsg.):
AiD - Verbraucherdienst informiert. Vollwertig essen und trinken nach den 10 Regeln der DEG. Frankfurt 1991.

DIEBSCHLAG, W:
Die optimale Ernährung für Sportler.
In: Leistungssport 15 (1985), 15-22/49-54.

DR. LOGES GmbH (Hrsg.):
Calorigramm - Das individuelle Ernährungsprogramm für Sportler. o.J.

DURNIN, J.U.G.A., WORMSERLEY, J.:
Body fat assessed from total body density and its estimation from skinfold thickness. In: British Journal of Nutrition 3 (1974), 77- 97

HAMM, M., UHLEN - BLUCHA, B.:
Frisch und vielseitig. AOK Infothek gesund, H. 15., Frankfurt 1988.

HAMM, M.:
Schluß mit dem Diäten - Streß! München 1992.

HÖHN, H.:
Gene oder Umwelt - Welche Faktoren bestimmen Langlebigkeit und Altern des Menschen? In: Naturwissenschaftliche Rundschau 47 (1994) 12, 453 - 459.

HOLLMANN, W., ROST, R., DUFAUX, B., LIESEN, H.:
Prävention und Rehabilitation von Herz-Kreislaufkrankheiten durch körperliches Training. Stuttgart 1983.

ISRAEL, S.:
Körperliche Aktivität und Adipositas. In: Medizin und Sport 18 (1978), 213 - 216

JAHNECKE, J.:
Risikofaktor Hypertonie. Mannheim 1974.

KETZ, H.-A., BAUM, F.:
Ernährungslexikon. Leipzig 1986.

LOHMANN, T.G.:
Skinfolds and body density and their relation to body fatness: A review.
In: Human Biology 53 (1981) 2, 181 - 225.

ROST, R., HOLLMANN, W.:
Belastungsuntersuchungen in der Praxis. Stuttgart 1982.

SCHÜRCH, P.:
Leistungsdiagnostik. Erlangen 1987.

TRIMMETER BV:
Messen ist Wissen. Noordwijkerhout o. J.

VICMEDIC NEWS (Hrsg.):
1983 Metropolitan Life Größen- und Gewichtstabellen.
In: Vicmedic News Vol. 08/95.

WARD, G.M., JOHNSON, J.E., STAGER, J.:
Body composition: methods of estimation and effect on performance.
In: Clinics in Sports Medicine 3 (1984) 3, 705 - 722.

WEINECK, J.:
Sportbiologie. Erlangen 1994.

WERNER, E.:
Sporttherapie bei Adipositas.
In: Gesundheitssport und Sporttherapie (1995), 4-7.

WUTSCHERK, H.:
Der Einfluß der "aktiven Körpersubstanz" auf die Leistungen in verschiedenen Sportarten. In: Wissenschaftliche Zeitung der Deutschen Hochschule für Körperkultur, Leipzig 11 (1970) 2, 33 - 67.

Teil III:

Entspannungstraining Einfach mal loslassen

3. Entspannungstraining - Einfach mal loslassen

Nervosität, Gereiztheit, innere Unruhe, körperliche Unausgeglichenheit, Verspannungen, Unzufriedenheit, Überbelastung und streßbedingte Krankheiten sind häufig beobachtete Phänomene in unserer Zeit. Wer wünscht sich da nicht einen Weg zur Entspannung und inneren Gelassenheit, von Zeit zu Zeit eine Reise zum eigenen Ich, einen 'Termin nur mit sich selbst'. Entspannungstraining bietet die Möglichkeit, die alltäglichen Streßbelastungen im Beruf, im Straßenverkehr, in zwischenmenschlichen Beziehungen etc. abzubauen und - regelmäßig durchgeführt - ihnen vorbeugend entgegenzuwirken. Entspannung wirkt also regenerativ und streßabschirmend sowie kompensatorisch im Ausgleich von körperlichen und geistigen Belastungen, von Erregungen und negativen Emotionen. Aber Entspannung ist mehr als nur Seelenhygiene. Der enge Zusammenhang zwischen Körper und Geist wird im Entspannungszustand sichtbar. So kann beispielsweise die Skelettmuskulatur nicht entspannt sein, wenn der Mensch psychisch belastet ist. Insofern können Entspannungsmethoden im Psychischen und im Physischen ansetzen, d. h. sie können mehr körperlich aktiv (z. B. die progressive Muskelrelaxation) oder mehr psychisch orientiert sein (z. B. Psychohygienetraining, Meditation, autogenes Training, allgemeine Atementspannung, Reise durch den Körper). Zentrale Ziele der Entspannungsverfahren sind das Lösen von Spannungszuständen und die Herstellung eines angenehmen körperlichen und geistigen Gefühls der Ruhe und Entspannung.

3.1 Positive Effekte des Entspannungstrainings

Allgemeine Effekte	• Rasche Entspannung • Abschalten vom Alltag • Streßreduktion • Verbesserung des physischen und psychischen Wohlbefindens • Verringerung von Nervosität/Unruhe/Verspannungen/körperlicher Unausgeglichenheit • Beschleunigte Regeneration nach physischer und/oder psychischer Belastung • Verbesserung der Konzentrations- und Leistungsfähigkeit • Förderung von Ruhe und Gelassenheit • Distanz gewinnen • Erhöhte Zufriedenheit • Abbau von Ängsten und Aufregung • Alltagshilfe z. B. bei Prüfungsangst, Unwohlsein etc. • Lockerung verspannter Muskeln • Positive Beeinflussung psychosomatischer Beschwerden • Linderung von Schmerzen (z. B. Kopfschmerzen) • Entwicklung/Verbesserung des Körpergefühls • Verbesserung der Lebensqualität
Während der Entspannung bemerkbare körperliche Effekte	• Abnahme der Herzfrequenz • Abnahme der Atemfrequenz • Vergrößerte Atemtiefe • Verringerung der Muskelspannung (Tonus) • Schwereempfindungen in Armen/Beinen • Wärmeempfindungen • Ggf. Schmerzreduktion

Tab. 16: Positive Effekte eines Entspannungstrainings.

Wer würde nicht gerne zur Erreichung obengenannter Effekte eine Tablette einnehmen, wenn es sie denn geben würde. Ein regelmäßig durchgeführtes Entspannungstraining ist das Ersatzmedikament der Wahl ohne Nebenwirkungen.

3.2 Anspannung - Verspannung - Entspannung - Wege zur Entspannung

Entspannung mit ihren positiven Auswirkungen auf Geist und Körper kann mittels verschiedener Techniken bewußt herbeigeführt werden. Man unterscheidet zwischen Fremd- und Selbstbeeinflussungsverfahren. Diese werden nochmals in 'naiv' und 'wissenschaftlich' unterteilt, wobei die Kennzeichnung keine Wertung im Hinblick auf die Wirksamkeit der Verfahren darstellt, sondern lediglich dazu dient, nicht systematisch lehrbare (nicht allgemein übertragbare) von systematisch lehrbaren Verfahren abzugrenzen.

Psychoregulation/Entspannungsverfahren

- Fremdbeeinflussungsverfahren (z. B. Massage, Hypnose)
- Selbstbeeinflussungsverfahren
  - **'naiv'**
    nicht systematisch lehrbar und nicht allgemein übertragbar
    - Musik hören
    - spazierengehen
    - lesen
    - in die Badewanne legen etc.
  - **'wissenschaftlich'**
    systematisch lehrbar (es existiert ein Lehrweg)
    - Psychohygienetraining
    - progressive Muskelrelaxation
    - autogenes Training
    - Yoga
    - Meditationstechniken (z. B. Transzendentale Meditation)

Von der Vielzahl von Entspannungsmöglichkeiten sollen 4 Verfahren näher beschrieben werden, da sie für den einzelnen leicht umsetzbar sind und zu vielfältigen positiven Entspannungseffekten führen. Bei allen Verfahren wird die Aufmerksamkeit nach innen gelenkt. Folgende Prinzipien sollten generell berücksichtigt werden:

- Bequeme Körperlage einnehmen (in der Regel Rückenlage, Fußspitzen fallen locker nach außen, Daumen zeigen nach oben)
- Einengende Kleidungsstücke (Gürtel, Brille etc.) lösen oder ablegen
- In der Regel Augen geschlossen
- Möglichst kein Zeitdruck für die Zeit des Entspannungstrainings
- Beginn der Entspannung mit einer Sammelphase (Einstimmung auf die Entspannung)
  - kontrollieren, ob die gewählte Körperposition angenehm ist - ggf. korri - gieren
  - bei geschlossenen Augen den Blick auf die Nasenwurzel richten, als würde man etwas schielen (Kühle bei der Ausatmung und Wärme bei der Einatmung spüren)
- Startsignal wählen
  - Die Entspannung sollte immer in der gleichen Form eingeleitet werden - z. B. mit einer vertieften Ausatmung. Dies zeigt dem Körper an, daß jetzt die Entspannung beginnt.
- Bauchatmung (die Bauchdecke hebt und senkt sich)
- Störfaktoren von außen nicht beachten
- Kribbeln, Wärme, Schwere in der Muskulatur sind Zeichen für aufkommende Entspannung
- Bei Unwohlsein oder Schmerzen die Entspannung mit 'Zurücknehmen' beenden
- 'Zurücknehmen' am Ende jeder Entspannung durch wiederholtes Hände-zu-Fäusten-Ballen, Arme beugen und strecken, Räkeln und Strecken und tief durchatmen - dann langsam die Augen öffnen. Das Zurücknehmen ist wichtig, um den Kreislauf vor dem Wiedereintritt in den Alltag wieder etwas stärker zu aktivieren.

3.3 Das Psychohygienetraining

Das von LINDEMANN entwickelte Psychohygienetraining ist eine Form der Atementspannung, d. h. die Aufmerksamkeit wird auf die Atmung gerichtet (vgl. LINDEMANN 1992). Ein wesentlicher Teil dieses Trainings stellt die Psychohygieneatmung dar. Wesentliche Kriterien sind:

- In jeder Körperlage möglich (bequeme Lage)
- Ein- und Ausatmung durch die Nase
- Bauchatmung
- Ausatmung deutlich länger als die Einatmung
- Der Übergang Einatmung - Ausatmung ist fließend
- Beim Übergang Ausatmung - Einatmung soll eine deutliche Pause spürbar sein.

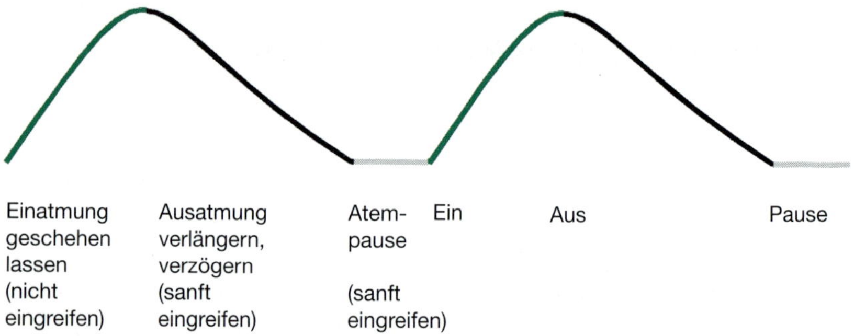

Die Psychohygieneatmung beginnt mit einer vertieften Ausatmung. Danach wartet man, bis die Einatmung von allein einsetzt. Während der Psychohygieneatmung wird versucht, ganz sanft die Ausatmung etwas zu verzögern, zu bremsen, zu verlängern. In die Einatmung wird nie eingegriffen, man läßt sie einfach geschehen. Man sollte bei der Verlängerung der Ausatmung nichts erzwingen, sondern sie ganz sanft einschleichend hinausschieben. Beim Erlernen der Methode kann der Übende zur Erleichterung für die verlängerte Ausatmung folgende Möglichkeiten nutzen:

- Ganz leichtes Anspannen der Bauchdecke bei der Ausatmung,
- In Gedanken bei der Ein- und Ausatmung mitzählen (bei der Ausatmung deutlich länger zählen),
- Vorstellung - man liegt auf dem Rücken im warmen Meerwasser - die Welle kommt und spült den Körper sanft hoch (Einatmung), dann fließt die Welle ganz, ganz langsam ab und trägt den Körper wieder sanft nach unten ins Wellental (Ausatmung).

Als Übungsdauer reichen ca. 5-10 Minuten täglich. Günstig ist es, auch tagsüber immer, wenn die Möglichkeit besteht, zwischendurch 5-7 Atemzüge entsprechend der Psychohygieneatmung einzubauen.

Neben der oben beschriebenen Psychohygieneatmung gibt es im Rahmen des Psychohygienetrainings noch verschiedene aufbauende Übungen, z. B. zur Entwicklung von Schwere- und Wärmegefühlen (vgl. LINDEMANN 1992).

3.4 Progressive Muskelrelaxation

Diese Entspannungsmethode nach JACOBSON beruht in der Lernphase auf dem Prinzip von der Anspannung bestimmter Muskelgruppen und dem Spüren der anschließenden Entspannung. Dem einzelnen wird also zunächst die bewußte Erfahrung der Spannung vermittelt und dann im Unterschied dazu das Gefühl für die Entspannung. Eine wichtige Erfahrung ist, sensibel für verschiedene körperliche Spannungszustände zu werden und diese dann durch bewußtes Entspannen zu lösen. Beim Üben wird der Entspannungseffekt durch die vorherige Anspannung deutlich gespürt, weil der Kontrast zwischen beiden Zuständen eine bessere Wahrnehmung zuläßt. Nachdem beispielsweise die Hand fest zur Faust geballt und intensiv die Anspannung gefühlt wurde, spürt man, wie sich nach der Anspannung die Finger lösen und sich öffnend entspannen. So werden die Hauptmuskelgruppen des Körpers nacheinander angespannt und entspannt. Mit dieser Methode lassen sich sowohl lokale Spannungszustände der Muskulatur (z. B. verspannter Schulter-Nackenbereich) positiv beeinflussen als auch durch die fortschreitende muskuläre Entspannung ein Zustand der psychischen Entspannung hervorrufen.

Die Anspannung der einzelnen Muskelpartien erfolgt ca. 5-10 Sekunden, wobei mit leichter Anspannung begonnen und dann immer stärker bis zur maximalen Spannung angespannt wird. Die Entspannung dauert ca. 20-40 Sekunden. Die verschiedenen Körperempfindungen bei den Phasen der Anspannung, beim Übergang von Anspannung - Entspannung und bei der Entspannung sollen gezielt beobachtet werden. Wie fühlt sich der Zustand der Entspannung an? Welche Unterschiede gibt es zur Anspannung? Der Übungszyklus des Anspannens und Entspannens (loslassen) soll mit jeder Muskelgruppe zweimal wiederholt werden, bevor man die Aufmerksamkeit auf die nächste Muskelgruppe richtet.

Beispiel für ein mögliches Vorgehen:

Vorbereitung
Setzen Sie sich bequem auf einen Stuhl mit Armlehne, Rücken möglichst gerade. Oder: Legen Sie sich bequem auf den Rücken auf eine isolierte Unterlage. Beine und Arme leicht nach außen gedreht; entspannende, bequeme Körperstellung suchen. Beengende Kleidungsstücke öffnen: Gürtel, Brille ablegen. Schließen der Augen fördert die Konzentration. Kurz sammeln.

1. Beide Arme (2 x)
Anspannung: Hände zu Fäusten ballen, Arme strecken, nach innen drehen und leicht abheben. Spannung in Händen, Unter- und Oberarmen spüren.
Entspannung: Abklingen der Anspannung und Übergang Anspannung/Entspannung beobachten. Entspannung breitet sich über die Arme aus. Die Arme liegen entspannt und schwer auf.

2. Beide Beine (2 x)
Anspannung: Beide Fußspitzen Richtung Gesicht ziehen, in den Schienbeinen Spannung spüren. Beine anspannen, strecken und nun die Zehenspitzen krallen. Spannung im gesamten Beinbereich spüren.
Entspannung: Wie oben, bezogen auf die Beine.

3. Schultern (2 x)
Anspannung: Schultern ganz hoch ziehen („über die Ohren ziehen"), unter Anspannung eine Kreisbewegung vorwärts durchführen. Spannung nur in der Schultermuskulatur spüren. Schultern noch höher ziehen, Spannung halten.
Entspannung: Wie oben, bezogen auf die Schultern.

4. Nacken/Hals (2 x)
Anspannung: Nacken ganz steif machen, Hinterkopf gegen einen gedachten Widerstand nach hinten drücken - dann unter Anspannung langsam nach rechts

und links neigen, dann nach vorn (Doppelkinn machen). Halsmuskeln sind immer angespannt.
Entspannung: Wie oben, bezogen auf Nacken/Hals.

5. Gesicht (2 x)
Anspannung: Augenbrauen stark hochziehen, Augen ganz fest zusammenkneifen, Mundwinkel zu den Ohren ziehen, kurz eine Fratze schneiden und die Spannung halten.
Entspannung: Wie oben, bezogen auf das Gesicht.

6. Leibmitte/Bauch (2 x)
Anspannung: Bauch einziehen, immer mehr einziehen - dann einatmen und die Bauchdecke vorwölben, fest die Bauchmuskeln anspannen.
Entspannung: Wie oben, bezogen auf den Bauch.

'Zurücknehmen' (vgl. Richtlinien für ein Entspannungstraining, S. 91)

Die Reihenfolge kann auch erfolgsabhängig gestaltet werden, d. h. man beginnt mit der Muskelgruppe, die individuell am besten zugänglich ist, wo man das Gefühl hat, am sensibelsten zu sein. Bis Sie die Reihenfolge und die Vorgaben im Kopf haben, ist es durchaus möglich, zu Lernbeginn in das Buch zu schauen.

Die einzelnen Muskelgruppen des Körpers können auch noch weiter isoliert und separat angespannt werden, also z. B. anstatt beide Arme gleichzeitig erst rechte Hand, Unterarm, rechter Oberarm, linke Hand, Unterarm, linker Oberarm usw. Das langfristige Ziel dieses Entspannungsverfahrens liegt darin, daß die Kontrolle über den aktuellen Anspannungszustand der Muskulatur so gut erlernt wird, daß es im folgenden zur Entspannung der Muskulatur nicht mehr notwendig ist, die Muskeln wirklich anzuspannen. Man hat gelernt, sich an die Empfindungen, die mit Anspannung und Entspannung der Muskulatur verbunden sind, zu erinnern. Die Entspannung erfolgt dann durch 'Vergegenwärtigung', d. h. der Übende richtet seine Konzentration auf aktuell angespannte Muskelgruppen und entspannt diese ohne vorhergehende Anspannung.

3.5 Allgemeine Atementspannung

Viele Entspannungsmethoden stellen die Atmung in den Mittelpunkt der Entspannung. Schon die Konzentration auf eine ruhige, gleichmäßige Bauchatmung in entspanntem Liegen für 3-5 Minuten kann Entspannung bedeuten. Die positive Wirkung auf Geist und Körper wird häufig schon durch die bloße Hinwendung auf das eigene Atmen erreicht. Der einzelne kann die Entspannungseffekte noch durch die Beachtung folgender Hinweise verstärken:

- Die Aufmerksamkeit liegt zunächst auf einer ruhigen, gleichmäßigen Bauchatmung.
- Mit jeder Ausatmung noch mehr Streß zum Boden abfließen lassen.
- Mit jeder Ausatmung noch tiefer entspannen, noch mehr loslassen.
- Keinen Gedanken festhalten und bewerten, die Gedanken ziehen vorbei wie Wolken am Himmel (Gedanken fallenlassen).
- Das Gesicht ist ganz entspannt und gelöst, die Stirn ist glatt, die Wangen sind glatt, die Kopfhaut ist entspannt.
- Versuchen, die Ausatemluft in angespannte Körperteile fließen zu lassen.
- Ich fühle mich ruhig, gelassen und entspannt - die Ruhe nimmt mit jeder Ausatmung zu.

Anschließend wird die Entspannung durch "Zurücknehmen" beendet (vgl. S. 91).

3.6 Das Gesicht als Spiegel der Seele - Die Gesichtsentspannung

Eine Entspannung kann sehr günstig über das Gesicht eingeleitet werden. Viele Emotionen und innere Regungen spiegeln sich in den Gesichtszügen wider. Bei einer Entspannung der Gesichtsmuskulatur über bewußte Hinwendung läßt sich die Entspannung auf das Innere, die Psyche, übertragen.

Die Gesichtsentspannung kann als Einleitung in eine andere Methode dienen oder als eigenständige Entspannungsmöglichkeit verstanden werden. Versuchen Sie nun, die einzelnen Gesichtspartien zu spüren. Folgender Text kann verinnerlicht werden:

- Ich atme ruhig und gleichmäßig
- Mein Gesicht ist ruhig und entspannt
- Mein Gesicht ist glatt und gelöst
- Die Kopfhaut ist warm und entspannt
- Die Stirn ist glatt und entspannt
- Die Augenlider sind schwer
- Die Wangen sind angenehm entspannt
- Der Mund ist leicht geöffnet und entspannt
- Der Unterkiefer hängt schwer und entspannt herab
- Mein Kopf ist klar und frei
- Mein Körper ist angenehm entspannt
- Ich bin vollkommen ruhig, entspannt und gelassen

Beenden der Entspannung durch "Zurücknehmen".

3.7 Tips zum Entspannungstraining

- Entspannungstechniken sind in der Regel psychologische Techniken, die zunächst einmal erlernt werden müssen (z. B. Psychohygienetraining, progressive Muskelrelaxation). Es ist günstig, dies unter fachlicher Anleitung in einem Entspannungskurs (z. B. an Volkshochschulen) zu tun. Die oben gemachten Beschreibungen dienen als Anregung.
- Das Entspannungstraining sollte täglich einige Minuten durchgeführt werden. Ein guter Ausdauertrainingszustand oder eine kräftige Muskulatur ist auch nicht durch sporadisches Training zu erzielen.
- Die Entspannungsverfahren können auch mit selbstgewählter Entspannungsmusik unterstützt werden.
- Bewegung und Entspannung gehören beide zum Wohlbefinden; Entspannung ist nichts Geheimnisvolles oder Mystisches, sondern ein ganz natürlicher Vorgang, der genauso wie Bewegung gelernt werden kann.

Manche Menschen sagen, sie hätten keine Zeit für ein Entspannungstraining - aber was versäumen sie denn ...?

3.8 Literatur

BERNSTEIN, D.,BORKOVEC, T.:
Entspannungstraining - Handbuch der progressiven Muskelentspannung. München 1987.

LINDEMANN, H.:
Einfach Entspannen. München 1992.

MÜLLER, E.:
Entspannungsmethoden in der Rehabilitation. Erlangen 1987.

Take care of your body.

H. Hegele

Gesunde Leistung

mit der Kraft der Natur

Internet:
http://www.loges.com

DR. LOGES sports CARE

Dr. Loges sportsCARE

Partner des Sports

Für die Folgen der Zivilisation – üppige Ernährung und bewegungsarme Berufstätigkeiten – sind wir unserem Körper einen sportlichen Ausgleich schuldig. Immer mehr Menschen kommen dem nach und erfahren körperliches und seelisches Wohlbefinden durch sportliche Betätigung.

Leistungssport ist aber oft auch eine Gratwanderung zwischen körperlicher Ertüchtigung und gesundheitlichen Risiken. Die verantwortungsvolle sportmedizinische Betreuung hat deshalb stetig an Bedeutung gewonnen:

Bei hohen Trainingsbelastungen müssen Vitamin- und Mineralstoffverluste ausgeglichen, eine geschwächte Immunabwehr gestärkt werden. Trainingseinheiten, Ernährung und Regenerationsphasen sind sorgsam aufeinander abzustimmen.

Dr. Loges sportsCARE bietet dem ambitionierten Sportler moderne, natürliche Präparate zur Leistungssteigerung, zur Vorbeugung und Behandlung von Sportverletzungen sowie Trainings- und Ernährungs-know-how.

Mit *Dr. Loges sportsCARE* geben Sie Ihrem Körper die Chance auf gesunde sportliche Leistung.

Dr. Loges + Co GmbH
Postfach 1262
21412 Winsen
Tel.: 04171-707-0
Fax: 04171-707-100
eMail: info@loges.com
Internet: http://www.loges.com

Dr. Loges

Modernste Arzneimittel auf natürlicher Basis

Der Firmensitz der Dr. Loges + Co. GmbH befindet sich in Winsen an der Luhe, in unmittelbarer Nähe zum Naturpark Lüneburger Heide. Die Naturverbundenheit war dem Unternehmen damit in die Wiege gelegt. Und an diesem Vermächtnis hat sich bis heute nichts geändert.

Ein entscheidender Unternehmensgrundsatz ist es, die Wirkung von Naturarzneien mit modernen wissenschaftlichen Methoden zu erforschen und diese Arzneimittel Therapeuten und Patienten zur Verfügung zu stellen. Im Laufe der Jahre kamen viele Arzneimittel sowohl mit bewährten als auch neuen Wirkstoffen aus der Natur hinzu.

Heute bietet das Unternehmen eine breite Palette von wirksamen und gut verträglichen Arzneimitteln auf pflanzlicher Basis an, zum Beispiel gegen Erkältungskrankheiten, Kopfschmerzen, Rheuma, Durchblutungsstörungen, nervöse Störungen, Schlafstörungen sowie Präparate zur Erhöhung der körperlichen und geistigen Leistungsfähigkeit.

Unsere Vertretungen in den Niederlanden und in Österreich

Niederlande
Artemisz Pharma B.V.
Postbus 154
NL-2810 AD Reeuwijk
Tel.: 0182-395447
Fax: 0182- 396181

Österreich
Vitasan GesmbH
Teichweg 2
A-5400 Hallein
Tel.: 06245-85766
Fax: 06245-85766841

anabol-loges®

Hormonfreier Stoffwechselaktivator

anabol-loges® ist ein hormonfreier Stoffwechselaktivator mit Wirkstoffen aus der Natur: Vitamin E, Magnesium, Kalium, Kieselerde und Johanniskraut.

Diese Bestandteile sind so aufeinander abgestimmt, daß sie sich wechselseitig verstärken. Sie schützen die Muskelzelle während körperlicher Belastung und helfen dem Körper, seine Energie schneller wieder aufzubauen (aufbauender = anaboler Effekt).

Durch diese zellschützenden und aufbauenden Wirkungen erleichtert und verkürzt anabol-loges® meßbar die Erholung nach Trainings- und Wettkampfbelastungen. So werden Muskelschmerzen und muskuläre Ermüdung verringert, der Sportler wird körperlich und geistig schneller wieder fit. Die schnellere Erholungsphase ermöglicht es, das Training früher und intensiver wieder zu beginnen und schafft somit die Grundlage für die individuelle Leistungssteigerung.

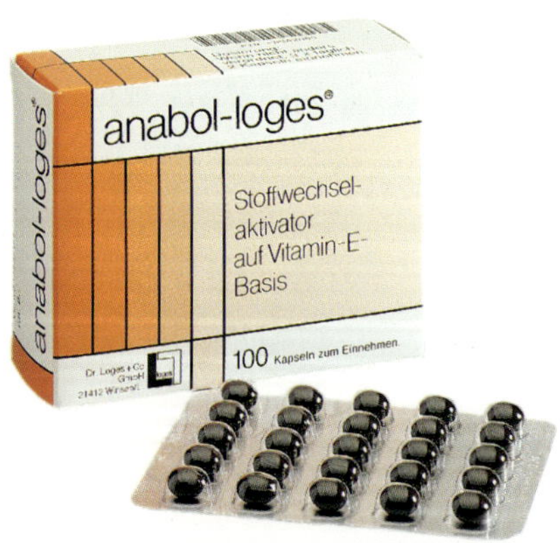

anabol-loges® zur Erhöhung der körperlichen Leistung bei Sportlern, bei neuromuskulärer Verspannung, allgemeinen Erschöpfungszuständen nach psychischen und physischen Leistungsansprüchen. Zu Risiken und Nebenwirkungen lesen Sie die Packungsbeilage und fragen Sie Ihren Arzt oder Apotheker. Packungen mit 100, 200, 500 und 1000 Kapseln (erhältlich nur in Apotheken).

Für alle Altersklassen

Der sportlich aktive Mensch benötigt in erhöhtem Maße Vitamine und Mineralstoffe, denn

- sie erleichtern und verkürzen die Regenerationsphasen nach körperlicher Belastung, und
- sie sind für die Gesundheit von Herz und Blutgefäßen, Muskulatur, Binde- und Stützgewebe verantwortlich.

anabol-loges® schützt vor dem Angriff der sogenannten freien Radikale – äußerst reaktionsfähigen und aggressiven Verbindungen –, die die Körperzellen vor allem bei Belastung schädigen und zerstören können. Dieser Schutzbedarf trifft auf alle Lebensalter zu. So wird der 25-jährige Leistungssportler primär den regenerationsfördernden Nutzen von anabol-loges® sehen. Für den 40- oder 50-jährigen sportlich Aktiven und erst recht für den Alterssportler wird die zellschützende, die gesundheitserhaltende Wirkung in den Vordergrund treten. Denn freie Radikale bilden mit zunehmendem Alter ein erhöhtes Risiko für Herz und Blutgefäße.

anabol-loges® ist sehr gut verträglich. Die volle Wirksamkeit wird bei längerer Einnahmedauer von ca. 8-12 Wochen und adäquater Dosierung erreicht. Die Basisbehandlung erfolgt mit 3 mal 2 Kapseln täglich. In Zeiten hoher Trainingsbelastung und mindestens drei Wochen vor Wettkämpfen wird die Einnahme von 3 mal 4 Kapseln empfohlen.

Ausführliche Informationen zur regenerations- und gesundheitsfördernden Wirkung von anabol-loges® entnehmen Sie bitte der kostenlosen Broschüre *„anabol-loges® - Schlüssel zur verbesserten Regeneration“*. Nutzen Sie bitte die Anforderungskarte auf Seite 15.

arnica-loges® Gel

Erste Hilfe bei Sportverletzungen

Ob Freizeit- oder Leistungssport, der Spaß am Sport wird immer wieder durch schmerzhafte Blessuren getrübt. Sogenannte stumpfe Traumen (Verstauchungen, Zerrungen, Überdehnungen, Prellungen und Quetschungen) sind die häufigsten und alltäglichsten Sportverletzungen. Wenn's passiert, ist es wichtig, die Verletzung sofort zu behandeln. „Zähne zusammenbeißen“ hilft nicht. Unbehandelte oder nachlässig behandelte Verletzungen können sich wochenlang hinziehen.

arnica-loges® ist eine kühlende Gel-Zubereitung mit Wirkstoffen aus der Arnikapflanze. Diese lindern Schmerzen, bewirken eine Abnahme der verletzungsbedingten Schwellungen und hemmen die Entzündungen im Gewebe.

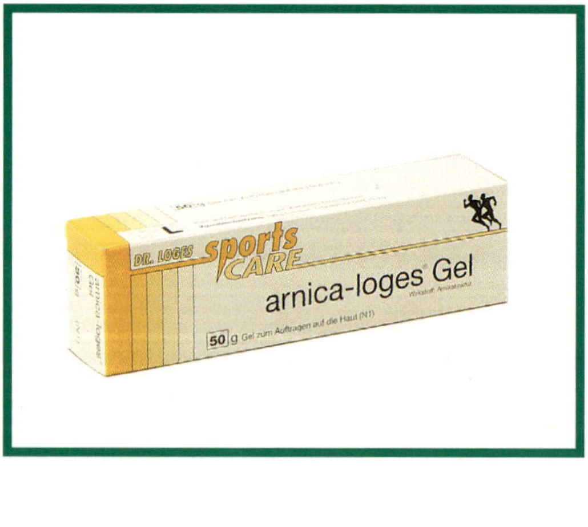

arnica-loges® Gel zur äußeren Anwendung bei Verletzungs- und Unfallfolgen, z.B. Hämatomen, Distorsionen, Prellungen, Quetschungen, Frakturödemen, bei rheumatischen Muskel- und Gelenkbeschwerden; Furunkulose und Entzündungen als Folge von Insektenstichen; Oberflächenphlebitis. Zu Risiken und Nebenwirkungen lesen Sie die Packungsbeilage und fragen Sie Ihren Arzt oder Apotheker. Packungen: Tube mit 50g (N1) (erhältlich nur in Apotheken).

thermo-loges®

WARM UP – Unterstützung mit einer pflanzlichen Einreibung

Die Trainings- und Wettkampfbelastung wird im Anschluß an ein gezieltes Aufwärmtraining subjektiv angenehmer erlebt. Der objektivierbare Nutzen zeigt sich in einer geringeren Verletzungsanfälligkeit und einer geringeren Muskelübersäuerung. Viele Sportler unterstützen ihr WARM-UP mit dem Spezialbalsam thermo-loges®, der zur schnellen Erwärmung und Lockerung der Muskulatur beiträgt.

Die wärmende und muskelentspannende Wirkung von thermo-loges® erklärt sich aus den durchblutungsfördernden Effekten seiner pflanzlichen Inhaltsstoffe. Die Wirkung tritt rasch ein, so daß die Einreibung unmittelbar vor Training und Wettkampf erfolgen sollte.

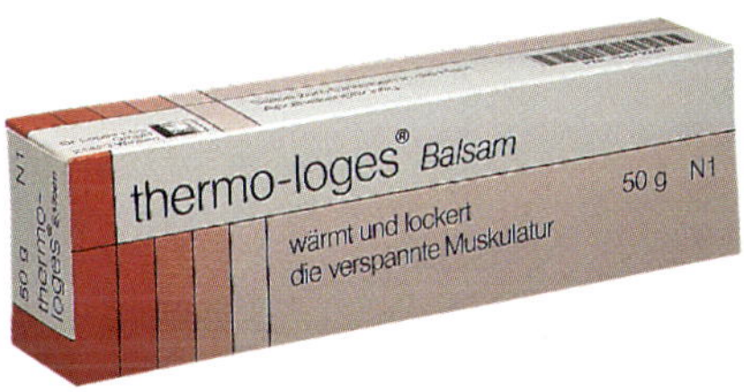

thermo-loges® bei nicht offenen Sportverletzungen wie Prellungen, Zerrungen und Verstauchungen. Myalgien, Ischias, Durchblutungsstörungen, rheumatischen und neuralgischen Beschwerden. Zu Risiken und Nebenwirkungen lesen Sie die Packungsbeilage und fragen Sie Ihren Arzt oder Apotheker. Packungen: Tube mit 50 g (N1) (erhältlich nur in Apotheken).

Cellofit® - Nahrungsergänzung für Sportler

Sportler brauchen mehr...

Wer Sport treibt, fordert von seinem Körper „Sonderleistungen". Diese können jedoch nur unter bestimmten Voraussetzungen erbracht werden. Eine dieser Voraussetzungen heißt „gesunde Ernährung". Denn nur wenn dem Körper ausreichend Vitamine, Mineralstoffe und Spurenelemente zugeführt werden, kann er seine körperliche Leistungsfähigkeit auf hohem Niveau halten und weiter ausbauen.

Nun ist aber für die meisten Sportler die „gesunde Ernährung" mit einem großen Fragezeichen versehen – nicht, weil einem die Bedeutung von Nährstoffen unbekannt wäre, sondern weil man sich heute in höchstem Maße unsicher sein muß, ob denn eine „gesunde Ernährung" für einen Sportler gesund und gut genug ist. Man bedenke nur, daß die Lebensmittel durch nährstoffarme Böden, vorzeitige Ernte, lange Transportwege, industrielle Verarbeitung und Hitzeeinwirkungen erheblich an Vitaminen, Mineralstoffen und Spurenelementen einbüßen können. Auch eine ausgewogene und vollwertige Ernährung führt dem Körper häufig weniger Nährstoffe zu als er tatsächlich benötigt. Für den Sportler kommt erschwerend hinzu, daß er mehr von diesen Stoffen verbraucht und außerdem noch mehr davon ausscheidet (durch den Urin und den Schweiß).

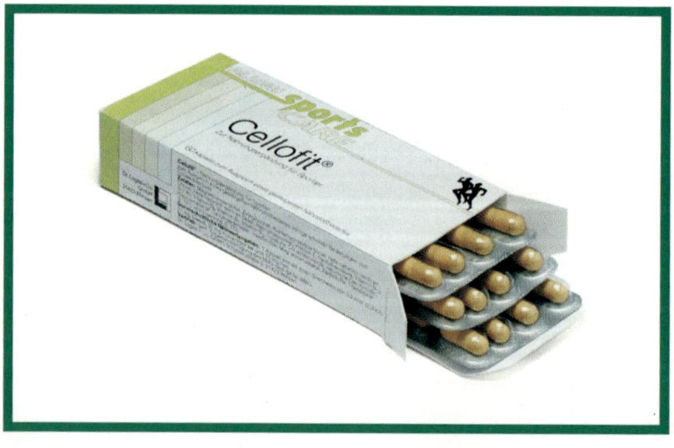

Cellofit® zur Nahrungsergänzung für Sportler. 1 Kapsel enthält: *Mineralstoff:* 50 mg Magnesium; *Spurenelemente:* 1,25 mg Zink; 250 µg Kupfer; 37,5 µg Chrom; 25 µg Selen; *Vitamine:* 50 mg Vitamin C; 9 mg Vitamin E; 3 mg Pantothensäure; 1,5 mg Vitamin B_6; 1,05 mg Vitamin B_1; 0,8 mg Vitamin B_2; 150 µg Folsäure; 1,875 µg Vitamin B_{12}; *Vitaminähnliche natürliche Substanzen:* 25 mg Citrusbioflavonoidkonzentrat; 2,5 mg Carotinoide aus Algen. Packungen mit 60 Kapseln und 120 Kapseln (in Apotheken erhältlich).

....für Gesundheit und Leistung

Ist eine dauerhafte, maximale Leistungsfähigkeit bei stabiler Gesundheit des Körpers das Ziel, muß die Basisernährung sinnvoll ergänzt werden. Genau dafür wurde Cellofit® entwickelt. Cellofit® enthält ausgewählte Mikronährstoffe, die den Organismus des Sportlers unterstützen und schützen: antioxidative und stoffwechselaktive Stoffe für stabile Leistung und dauerhafte Gesundheit.

• Mit Cellofit® werden dem Körper verschiedene Antioxidantien zugeführt – Vitamin E und Vitamin C, das Spurenelement Selen, natürliche Carotinoide und Citrus-Flavonoide. Sie übernehmen auf unterschiedliche Weise die Aufgabe, die Körperzellen vor dem Einwirken aggressiver Substanzen, sogenannter freier Radikale, zu schützen. Weil der Organismus freie Radikale vermehrt unter körperlicher Anstrengung produziert (nämlich immer dann, wenn der Körper zur Energiegewinnung „Brennstoff" verbraucht), sind Sportler, um die Zellen gesund und funktionsfähig zu halten, in höherem Maße auf Antioxidantien angewiesen.

• Mit Cellofit® bekommt der Körper außerdem unverzichtbare stoffwechselaktive Substanzen: die Vitamine B_1, B_2, B_6 und B_{12}, Folsäure, Pantothensäure und die Spurenelemente Zink, Kupfer und Chrom. Sie regulieren auf sehr vielfältige Weise die im Körperinneren ablaufenden Prozesse der Energiebereitstellung und Verwertung von Kohlenhydraten, Fetten und Eiweißen. Einfach ausgedrückt: Mit Cellofit® funktioniert der „Brennstoffnachschub" auch unter erhöhter körperlicher Belastung, womit die Grundvoraussetzung für eine hohe Leistungsfähigkeit erfüllt ist.

Komplett ist Cellofit® schließlich mit dem Sportler-Mineralstoff Magnesium. Dieser sorgt für eine ökonomische Steuerung der Muskelarbeit.

Und so ist Cellofit® keine beliebige Kombination von Mikronährstoffen, sondern ein nach neuestem Kenntnisstand entwickeltes Produkt, das sich an den Bedürfnissen des Sportlers orientiert: Es berücksichtigt den erhöhten Bedarf an speziellen Mikronährstoffen, gleicht die Verluste aus und schafft damit die Grundlage, bei intakter Gesundheit maximale Leistungen zu erreichen!

Ausführliche Informationen entnehmen Sie bitte der kostenlosen Broschüre *„Cellofit®: Für Gesundheit und Leistung"*. Nutzen Sie bitte die Anforderungskarte auf Seite 15.

toxi-loges®

Abwehrkraft für den Athleten

Gerade vor wichtigen sportlichen Ereignissen, während intensiven Trainings, oder in Zeiten unaufschiebbarer beruflicher Verpflichtungen kommt es häufig zu Erkältungen und Infektionen. Ursache ist oftmals ein geschwächtes Immunsystem infolge einer erhöhten körperlichen und/oder geistig-psychischen Belastung.

Pflanzliche Immunstimulantien wie toxi-loges® spielen eine wichtige Rolle, die Immunabwehr in Phasen intensiver Belastung zu stabilisieren. toxi-loges® stärkt das Immunsystem durch eine Stimulierung der körpereigenen Abwehrkräfte.

toxi-loges® vermindert nachweislich die Infektionsanfälligkeit und verkürzt den Krankheitsverlauf von bakteriellen Infektionen und Viruserkrankungen. toxi-loges® eignet sich dadurch in hervorragender Weise zur Stabilisierung des Immunsystems auch im Leistungssport.

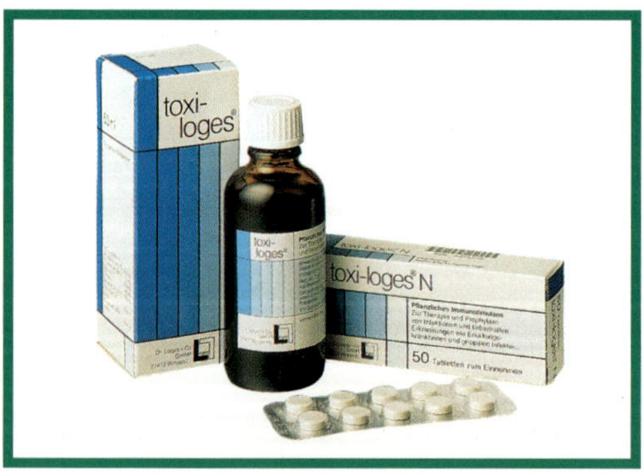

toxi-loges® bei Abwehrschwäche, zur Vorbeugung bei Infektionsgefahr, bei allen Erkältungskrankheiten, bei infektiösen Erkrankungen. Zu Risiken und Nebenwirkungen lesen Sie die Packungsbeilage und fragen Sie Ihren Arzt oder Apotheker. Packungen: Tropfen: 50 ml (N1); 100 ml (N2); toxi-loges® N Tabletten: 30 Stück (N1); 50 Stück (N2); 100 Stück (N3); 200 Stück (erhältlich nur in Apotheken).

Partner des Sports

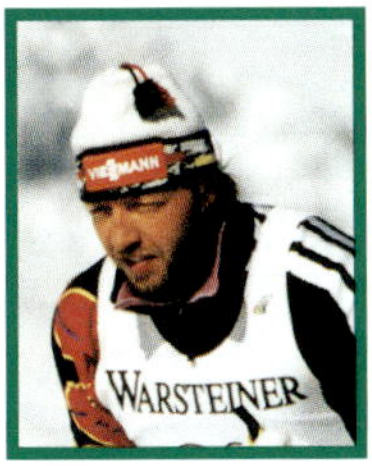

Jochen Behle

Skilangläufer

- *Deutscher Rekordmeister mit 42 Titeln (Einzel- und Staffelmeister)*
- *Zahlreiche Spitzenplazierungen auf internationaler Ebene – Olympische Spiele, Weltmeisterschaften, Weltcup – zwischen 1980 und 1997*

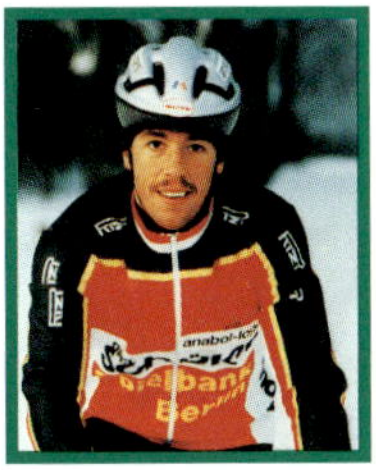

Lutz Lehmann

Radrennfahrer

- *Deutscher Meister Vierer Mannschaftsrennen 1992*
- *WM-Teilnehmer 1993, 1994*
- *Bundesliga-Erster mit dem RSG Frankfurt 1993, 1994*
- *Sieger Köln-Schuld-Frechen 1996*
- *Deutscher Vizemeister Mannschaftsrennen 1997*
- *4. der Niedersachsen-Rundfahrt 1997*

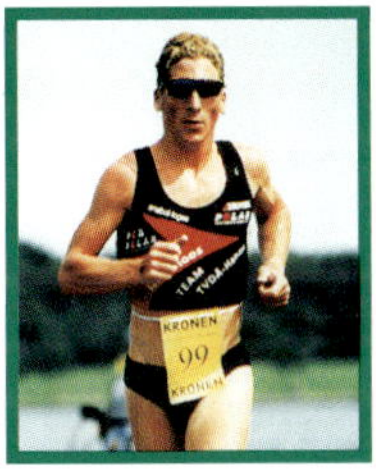

Ralf Eggert

Triathlet

- *Deutscher Meister 1993 und 1994*
- *Zweiter bei der EM 1994*
- *Deutscher Meister Junioren 1991*
- *Dritter bei der WM 1994 und 1995*
- *Weltmeister (Mannschaft) 1995*
- *Dritter bei der EM 1996*
- *Vizeeuropameister (Mannschaft) 1997*

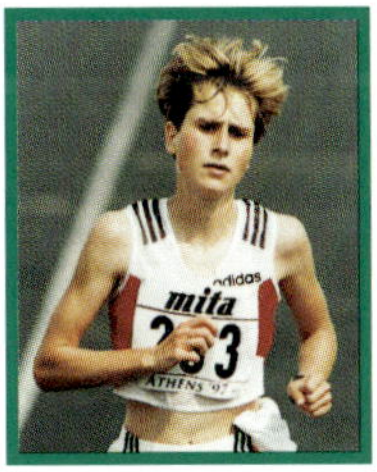

Sonja Oberem

Triathletin und Langstreckenläuferin

- *Deutsche Meisterin Triathlon 1992*
- *Europameisterin Triathlon 1992 und 1994*
- *Siegerin Halbmarathon Schortens 1995 und Berlin 1995*
- *8. Platz Marathon bei der WM 1995*
- *8. Platz Marathon Olympia 1996*
- *7. Platz Marathon bei der WM 1997*
- *Deutsche Meisterin Halbmarathon 1998*

Gesundheitsorientiertes Fitnesstraining

„Fit for Life"

„Gesundheitsorientiertes Fitnesstraining" vermittelt in drei Bänden den neuesten Stand der Fitnessforschung. Die Autoren, Dozenten an der Universität Bayreuth, sind anerkannte Experten auf dem Gebiet Fitness und Gesundheit. Sie bieten praxisnahe Informationen, konkrete Anleitungen und wollen Sie zu einem gesundheits- und fitnessorientierten Lebensstil motivieren.
Am besten gleich bestellen: Mit der Servicekarte auf Seite 15 können Sie Band 1-3 bestellen. Legen Sie bitte pro Band je 5,- DM in Briefmarken für Bearbeitung und Porto bei.

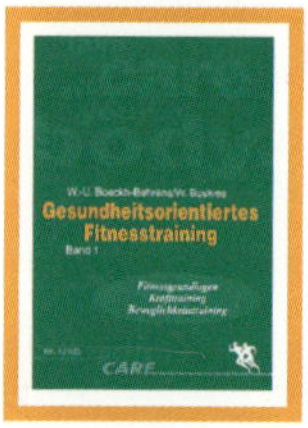

Band 1:
- Fitnessgrundlagen
- Krafttraining
- Beweglichkeitstraining

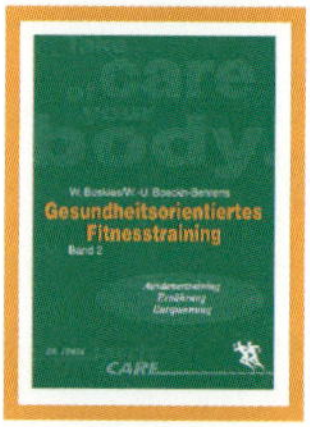

Band 2:
- Ausdauertraining
- Ernährung
- Entspannung

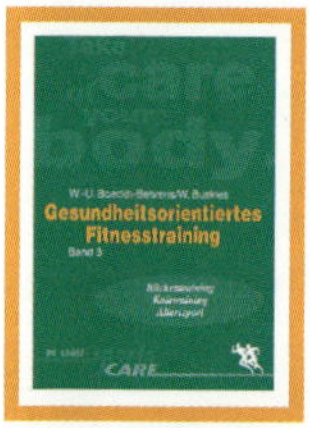

Band 3:
- Rückentraining
- Knietraining
- Alterssport

Ausdauertraining

Intelligent, effektiv und erfolgreich

Den Trainingsleitfaden „Ausdauertraining – intelligent, effektiv, erfolgreich" von Dr. Kuno Hottenrott erhalten Sie als besonderen Service nur bei: *Dr. Loges sportsCARE.*
Legen Sie bitte für jedes Exemplar eine Bearbeitungsgebühr in Höhe von DM 5,- in Briefmarken bei.

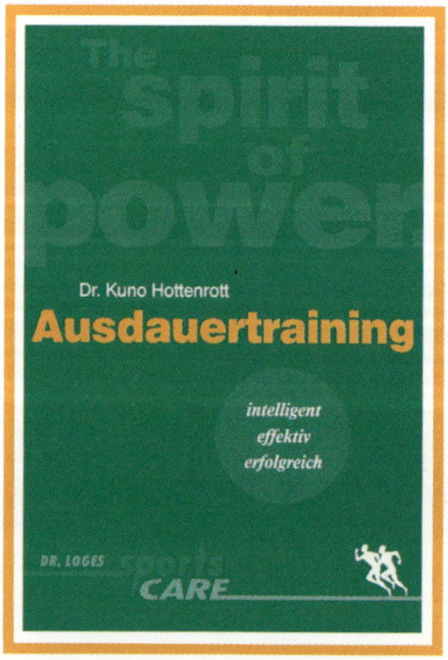

Regeneration im Sport

Für mehr Leistung und Gesundheit

Haben Sie das letzte Jahr trainings- und wettkampfmäßig gut überstanden? Sind Sie gesund geblieben? Waren Sie mit Ihren Leistungen zufrieden? Wenn Sie auch nur den leisesten Zweifel hegen, eine der Fragen mit Ja zu beantworten, sollten Sie sich vielleicht weniger Gedanken über Ihr Training machen als über die Zeit nach dem Training – die Regenerationszeit also!

Und damit Ihre Gedanken gleich in die – aus sportmedizinischer Sicht – richtigen Bahnen gelenkt werden, hat die *Dr. Loges sportsCARE* eine Broschüre herausgegeben, die die beliebtesten und wirkungsvollsten Regenerationsmethoden gesammelt vorstellt. Neben Informationen zu Wärmeanwendungen, Massage, Ernährung und Entspannung und vielem anderen finden Sie auch Praxis-Beispiele, wie hochkarätige Sportler aus dem Ausdauerbereich Regeneration im Alltag umsetzen. Eine durch und durch informative Broschüre, die in keinem Bücherregal von Sportlern fehlen sollte. Zu bestellen ist die – übrigens kostenlose – Broschüre mit dem Titel „Regeneration im Sport“ mit der Servicekarte auf Seite 15.

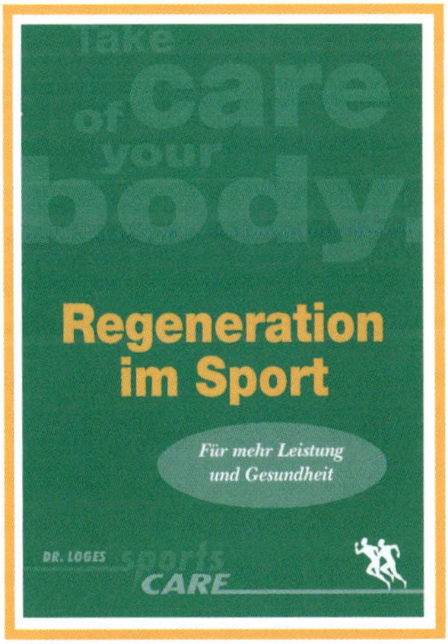

sportsCARE

Zeitschrift für den informierten Sportler

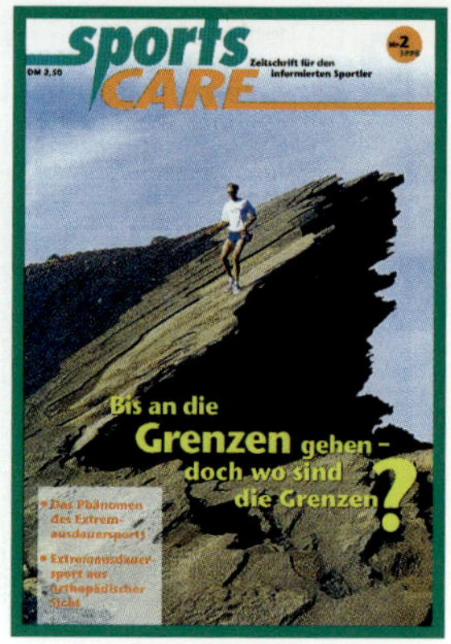

Die Zeitschrift *sportsCARE* wurde 1997 aus der Taufe gehoben und hat sehr schnell viele Freunde gewonnen. Sie schätzen das besondere Konzept dieser neuen Sportzeitschrift:

sportsCARE ist fachübergreifend. Sie berichtet schwerpunktmäßig aus den Bereichen Sportmedizin, Sportwissenschaft und Sporternährung.

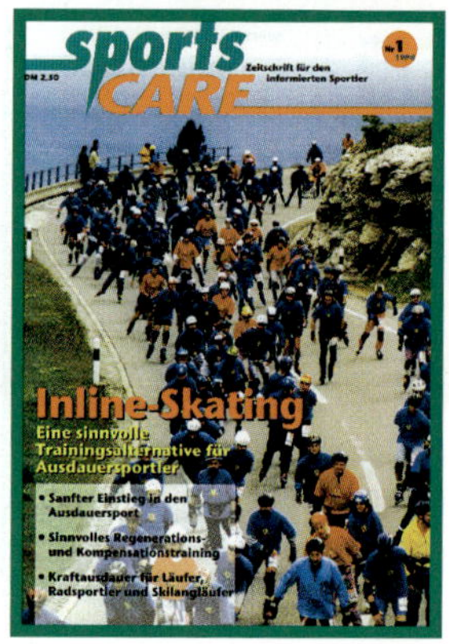

sportsCARE ist disziplinübergreifend. Sie informiert den Läufer wie den Radfahrer, den Triathleten wie den Tennisspieler, wie den Fitneßsportler ... eben alle aktiven Sportler.

sportsCARE ist kompetent. Sie arbeitet mit namhaften Sportexperten und Sportlern zusammen.

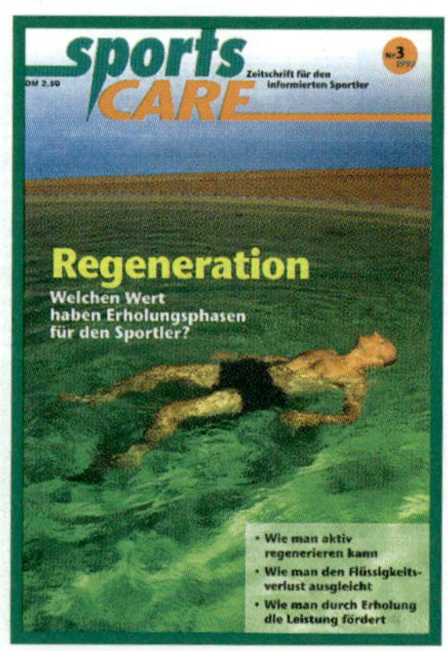

sportsCARE erscheint dreimal pro Jahr (Februar, Juni, Oktober). Sie will den an professionellen Nachrichten interessierten aktiven Sportler gut informieren und sucht den ständigen Dialog mit ihm.

Wollen Sie dabei sein? Dann bestellen Sie *sportsCARE* mit der Servicekarte auf Seite 15. Sie erhalten dann regelmäßig die neue Zeitschrift ab der nächsten Ausgabe im kostenlosen Abonnement. Wir freuen uns auf Sie.

Serviceangebot

Bitte senden Sie mir folgende Artikel aus dem Dr. Loges Serviceangebot :

- ☐ Broschüre anabol-loges®*
  „Schlüssel zur verbesserten Regeneration"
- ☐ Broschüre Cellofit®*
  „Für Gesundheit und Leistung"
- ☐ Broschüre toxi-loges®*
  „Infektschutz für den Athleten"
- ☐ Regeneration im Sport*
  „Für mehr Leistung und Gesundheit"
- ☐ Der Ausdauerprofi*
  „Ihr persönliches Trainingsprogramm"
- ☐ *sportsCARE*-Abonnement*
  „Zeitschrift für den informierten Sportler"

* Diese Unterlagen erhalten Sie kostenlos

- ☐ Gesundheitsorientiertes Fitnesstraining, Band 1 **
  „Fitnessgrundlagen, Krafttraining, Beweglichkeitstraining"
- ☐ Gesundheitsorientiertes Fitnesstraining, Band 2 **
  „Ausdauertraining, Ernährung, Entspannung"
- ☐ Gesundheitsorientiertes Fitnesstraining, Band 3**
  Rückentraining, Knietraining, Alterssport"
- ☐ Trainingsleitfaden: Dr. K. Hottenrott **
  „Ausdauertraining - intelligent, effektiv, erfolgreich"

** Für diese Unterlagen legen Sie bitte für jedes Exemplar eine Bearbeitungsgebühr in Höhe von 5,– DM in Briefmarken bei.

Bitte abtrennen und in einen Fensterumschlag an Dr. Loges + Co. GmbH schicken.

Dr. Loges + Co GmbH
Frau Petra Heitmann
Postfach 12 62
21412 Winsen

Absender:

Name

Straße

PLZ Ort